Lupus erythematodes

M. Schneider (Hrsg.)

Lupus Erythematodes

Information
für Patienten, Angehörige und
Betreuende

Steinkopff Verlag Darmstadt

Die Deutsche Bibliothek – CIP-Einheitsaufnahme

Lupus erythematodes : Information für Patienten, Angehörige und Betreuende / M. Schneider (Hrsg.) – Darmstadt : Steinkopff, 1993
ISBN 3-7985-0962-X
NE: Schneider, Mathias [Hrsg.]

Verlagsredaktion: Sabine Müller – Herstellung: Heinz J. Schäfer
Umschlaggestaltung: James C. Willis, Lingenfeld

Printed in Germany

Satz: Fotosatz & Datentechnik, Renchen
Druck: Druckhaus Beltz, Hemsbach
Gedruckt auf säurefreiem Papier

Vorwort

„Ich habe Lupus – wie kann ich damit leben?“

Die Bedeutung dieses Satzes ist schwer verständlich für jemanden, der nicht selbst an Lupus erkrankt ist. Wie soll man erklären, was Lupus ist, wenn vieles an dieser Krankheit erst unvollständig geklärt ist und eine Vielfalt von Symptomen, Folgen und Verläufen die Beschreibung der Erkrankung erschwert. Die Unsicherheit, was noch auf ihn zukommen kann, beunruhigt den Betroffenen fast genauso wie die Krankheit selbst. Zudem ist sie sehr selten, so daß auch viele Ärzte nur davon gehört haben oder allenfalls wenige Patienten damit kennen.
Wir – Ärzte, die jeden Tag mit Lupus-Patientinnen und -Patienten sprechen und sie behandeln, – wollen Ihnen, den Betroffenen und Angehörigen helfen, diese Krankheit zu verstehen und besser mit ihr leben zu lernen – dieses Buch soll Ihnen eine kleine Lebenshilfe sein. Es ist für Sie, die Erkrankten, und Ihre Angehörigen und Freunde geschrieben. Wir haben uns bemüht, uns in einer für einen Nichtfachmann verständlichen Form auszudrücken.
Je besser Sie Ihre Krankheit Lupus erythematodes verstehen, um so mehr Verantwortung für Ihre Gesundheit können Sie selbst übernehmen, und Sie können selbst dazu beitragen, schubauslösende Ereignisse zu vermeiden oder besser mit Ihnen umzugehen.
Dieses Buch will an Ihrer Krankheit nichts verschweigen oder verharmlosen – Sie werden beim Lesen vieles finden, von dem Sie sagen, „ja, das kenne ich“; anderes haben Sie selbst nicht erfahren, denn ein Erkrankter bekommt nie alle Folgen dieser Erkrankung zu spüren.
In der ganzen Welt erforschen Ärzte Ihre Erkrankung – auch hier will Ihnen dieses Buch einen kleinen Einblick geben. Wir hoffen, daß diese Forschung neue Wege zu einer noch besseren Therapie weist. Aber schon heute kann man mit dieser Krankheit leben.

Münster, im Juni 1993 Die Autoren

Autorenverzeichnis

Prof. Dr. H.H. Euler
Oberarzt der II. Medizinischen Klinik und Poliklinik der Universität Kiel

Frau Dr. med. R. Fischer
Medizinische Klinik und Poliklinik
Westfälische Wilhelms-Universität, Münster

Dr. med. G. Ganser
Chefarzt der Abteilung für Kinderrheumatologie, Nordwestdeutsches Rheumazentrum, Sendenhorst

Dr. med. M. Gaubitz
Medizinische Klinik und Poliklinik B
Westfälische Wilhelms-Universität, Münster

Priv.-Doz. Dr. K. Hartung
Privates Institut für Immunologie und Molekulargenetik GmbH, Karlsruhe

Prof. Dr. K. Helmke
Chefarzt der Abt. Rheumatologie/Immunologie IV. Med. Abt. Bogenhausen, München

Prof. Dr. P. Herzer
Oberarzt der Medizinische Poliklinik der Universität, München

Prof. Dr. H.-J. Lakomek
Chefarzt der Klinik für Innere Medizin – Rheumatologie – Physikalische Therapie – Endokrinologie, Minden

Priv.-Doz. Dr. J. Lohmann
Chefarzt der Fachklinik Bad Bentheim

Dr. med. G. Lonauer
Arzt für Innere Medizin/ Rheumatologie
Lippstadt

Prof. Dr. H. Mattern
Chefarzt der Geriatrischen Klinik – Physikalische Medizin und Med. Rehabilitation –, Lünen

Frau Dipl. Psych. U. Meusling
Institut für Psychologie
Freie Universität, Berlin

Frau Dr. med. K. Pirner
Medizinische Klinik III der Universität Nürnberg-Erlangen, Erlangen

Priv.-Doz. Dr. M. Schneider
Oberarzt der Medizinischen Klinik und Poliklinik B, Westfälische Wilhelms-Universität, Münster

Dr. med. Chr. Specker
Oberarzt der Medizinischen Klinik C
Heinrich Heine Universität, Düsseldorf

Dr. med. K. Wildhagen
Abt. Immunologie u. Transfusionsmedizin, Medizinische Hochschule Hannover

Inhaltsverzeichnis

Dieses Buch wurde auf Initiative und mit Unterstützung der **Lupus Erythematodes Selbsthilfegemeinschaft e.V.** erstellt. Der besondere Dank der Autoren gilt der Vorsitzenden Frau Karin Hilmer.

Kontaktadresse:
Lupus Erythematodes Selbsthilfegemeinschaft e.V.,
Göllenkamp 3, 44357 Dortmund

Kapitel 1

EINLEITUNG

G. Lonauer

Allgemeine Klinik

Der Lupus erythematodes (LE) ist eine der facettenreichsten Krankheiten, die die Medizin kennt. Nicht nur durch seine Vielfalt der Symptome, die entweder häufig oder sehr selten auftreten, verwirrt er, sondern besonders durch Ähnlichkeiten mit anderen Krankheiten oder durch Beschwerden, die vordergründig nicht in eine Krankheit zu passen scheinen.

Für Patienten und Angehörige ist der LE häufig beängstigend durch die Möglichkeit, sein Gesicht jederzeit zu verändern. Aus gut erträglicher Lebensqualität kann so schleichend oder plötzlich ein lebensbedrohlicher Zustand erwachsen.

Für erfahrene Untersucher stellt der LE eine ständige Herausforderung dar, neue Beschwerden der Betroffenen richtig in die Krankheit einzuordnen oder sie auch mit deutlicher Entschiedenheit abzugrenzen. Vom Therapeuten wird nicht nur die Kenntnis der modernen Behandlung verlangt, sondern die Sensibilität, schon manchmal im Vorfeld einer klinisch deutlichen Veränderung des Krankheitsverlaufes vorsichtig einzugreifen. Auch verlangt wird der Mut, vor intensiven Maßnahmen nicht zurückzuschrecken, wenn andere Möglichkeiten nicht zur Verfügung stehen.

Allgemeinsymptome

Fast immer fühlt sich der Betroffene krank. Er klagt über Müdigkeit und Abgeschlagenheit, Lustlosigkeit oder allgemeine Schwäche. Von Moment zu Moment kann sich die Befindlichkeit ändern, für den Tag beschlossene Aktivitäten können in Sekundenschnelle ohne Grund aufgegeben werden.

Nicht erklärbares Frösteln oder auch leichte Fieberschübe schon morgens ängstigen und lassen eine Krankheit erwarten, die aber nicht klinisch deutlich wird.

Kurze oder längere Attacken von Kopf- oder Bauchschmerzen führen zum Arzt, können aber

nicht eingeordnet werden. Unerklärlicher Gewichtsverlust bis 5 kg ist häufig. Leichter Haarausfall, nicht typische Hautveränderungen in unterschiedlicher Ausprägung können jahrelang bestehen und werden selbst mit Tinkturen oder Salben behandelt. Plötzlich auftretende Sonnenempfindlichkeit oder Allergieneigung und starke Kälteempfindlichkeit werden geklagt.
Fast immer führt der Weg die Patienten wegen Muskel- und/oder Gelenkbeschwerden zum Arzt, ohne daß diese immer zu beweisen wären.

Systemische Symptome

Beteiligungen der Organe können sich in milder Form zu erkennen geben als schneller Puls (z.B. Herzbeteiligung), Kopfdruck (z.B. Bluthochdruck), Schmerz beim Atmen im Brustkorb (z.B. Rippenfellentzündung), kurzzeitige Schwellung von Lymphdrüsen, Augenentzündungen oder in Störungen, die vom Nervensystem ausgehen.
Nur der Vollständigkeit halber soll die Häufigkeit der Symptome oder Veränderungen in Prozenten angegeben werden.

Symptome beim SLE

Allgemeinsymptome	95-100 %
Gelenkbeschwerden	95
Hauterscheinungen	80
Lymphknoten	80
Rippenfellentzündung	75
Blutarmut	55
Nierenbeteiligung	50
Lungenbeteiligung	30
Herzbeutelentzündung	30
Nervenbeteiligung	25
Leberbeteiligung	20
Augenentzündung	10
Milzvergrößerung	5
Herzmuskelentzündung	3
Blutplättchenverminderung	2

Für den einzelnen Patienten sagt die Tabelle nichts aus. Fast jeder Krankheitsverlauf ist anders. Beispiele dafür mögen die folgenden kurzen Beschreibungen sein.

müde, abgeschlagen ...

Eine jetzt 25jährige Patientin leidet seit $2^1/_2$ Jahren unter Müdigkeit, Frösteln, Gewichtsabnahme und

Morgensteifigkeit in den Händen sowie Muskelschmerzen in den Oberschenkeln.
Nachdem sie sich über mehrere Monate wenig Gedanken über die Ursachen gemacht hatte und die Beschwerden auf Überlastung im Beruf zurückführte, waren die Schmerzen einmal so stark, daß sie einen Arzt aufsuchte. Dort wurde das Symptomenbild als Überlastungsreaktion eingeordnet und mit Antirheumatika behandelt, die ihr nach wenigen Tagen die Schmerzen nahmen.
Nach einem halben Jahr erkrankte sie erneut mit starken Schmerzen im Schultergürtel und in den Oberschenkeln, was erneut zu einer Therapie mit Antirheumatika führte. Eine Laboruntersuchung zeigte leichte Entzündungszeichen, die als Folgen einer durchgemachten Grippe gedeutet wurden.
Wenig später wurde die Frau schwanger und erlitt im 4. Monat eine Fehlgeburt. Bei einer internistischen Untersuchung fiel ein Bluthochdruck und eine Eiweißausscheidung im Urin auf. Weitere Untersuchungen ergaben die Diagnose eines Lupus erythematodes.

Sonnenempfindlichkeit, Lymphknotenschwellungen

Eine jetzt 25jährige hellblonde Frau war vor 4 Jahren zu einem Urlaub in die Karibik gefahren, um sich zu erholen und schön braun zu werden. Nach 4 Tagen Strandaufenthalt erkrankte sie mit Fieber, starkem Sonnenbrand, Gelenkschmerzen, Halsentzündung, Lymphknotenschwellungen, Schwäche, Appetitlosigkeit und wurde mit Antibiotika sowie Kortison wegen des Sonnenbrandes behandelt. Nach $1^1/_2$ Wochen reiste sie nach Hause. In der Folgezeit trat immer wieder einmal ein Fieberschub auf, der zu einer stationären Einweisung Anlaß gab. Dort wurde auch nach mehrwöchigen Untersuchungen die Diagnose eines Lupus erythematodes gestellt. Die Allgemeinsymptome besserten sich rasch, und die Patientin ist ohne Therapie seit mehreren Jahren bis auf gelegentliche Gelenkbeschwerden und Müdigkeit beschwerdefrei.

Depressionen

Wegen seit mehreren Jahren bestehender starker Depression wurde ein 50jähriger Mann in eine psychiatrische Abteilung eingewiesen. Wegen der gleichen Wesensveränderungen war er schon dreimal in derselben Abteilung.
Eine rheumatologische Untersuchung wurde veran-

laßt wegen starker Gelenkschwellungen, besonders in den Händen. Die Ehefrau berichtete, daß während der letzten Jahre immer wieder diese Veränderungen an den Händen aufgetreten waren und mit Antirheumatika und Kortison therapiert wurden.
Es bestanden leichte Abweichungen der Hände von der geraden Achse. Wesensveränderungen wurden auf die starken Medikamente im Rahmen der Depressionsbehandlung zurückgeführt.
Auch hier ergab die weitere Diagnostik die Diagnose eines Lupus erythematodes.

Eiweiß im Urin

Bei einer Routineuntersuchung wurde bei einem 28jährigen Mann, der über Müdigkeit und Gewichtsverlust klagte, Eiweiß im Urin festgestellt.
Einige Tage später trat hohes Fieber auf, der Patient war schwerstkrank und wurde stationär behandelt. Nach einer Woche war die Nierenfunktion beidseits erloschen, so daß der Patient dialysiert wurde. Im Rahmen der Untersuchungen ergab sich die Diagnose eines systemischen Lupus erythematodes mit Nierenentzündung beidseits.

Weibliche Hormone

Eine 23jährige Frau hatte neu die „Pille“ genommen. Kurze Zeit später traten im Gesicht schmetterlingsförmig Hautveränderungen in Form von Rötung und Schwellung auf. Durch einen Hautarzt wurde die Diagnose eines Lupus erythematodes gestellt, und nach einer einjährigen Behandlung waren die Symptome gänzlich abgeklungen. Nach 6 Jahren wurde die Frau schwanger, und kurze Zeit nach der Geburt traten Fieberschübe, Bluthochdruck, Eiweiß im Urin und Kopfschmerzen auf. Auch hier wurde ein systemischer Lupus erythematodes festgestellt. Durch intensive Therapie, die fortgeführt wird, ist die Patientin, bis auf gelegentliche Schubsituationen, beschwerdearm.

Diese fünf Krankheitsverläufe sind sicher sehr unterschiedlich, sie haben aber alle etwas typisches für den SLE. Jedes einzelne der geschilderten Krankheitszeichen kann aber auch bei einer anderen Krankheit vorkommen.

KAPITEL 2

VERBREITUNG, HÄUFIGKEIT UND KRANKHEITSENTSTEHUNG

K. Hartung

Verbreitung Häufigkeit

Der Lupus erythematodes kommt weltweit vor; er ist bei Asiaten und Schwarzen etwas häufiger als in der weißen Bevölkerung.
Von 1 Million Weiße sind etwa 500–1.000 an Lupus erkrankt; pro Jahr kommen auf 1 Million Menschen gerechnet 50 neu hinzu.
Der Lupus ist also keine so seltene Erkrankung. Früher wurden vorwiegend die schweren Lupuserkrankungen entdeckt, mit den modernen diagnostischen Möglichkeiten wird der Lupus heute auch bei Patienten mit nur wenigen, leichten Krankheitszeichen festgestellt.

Krankheitsentstehung

Warum erkrankt jemand an einem Lupus, „warum gerade ich?" fragen sich viele der Patienten? Bis heute können die Mediziner darauf keine endgültige Antwort geben. Man weiß, daß Störungen im Abwehrsystem (Immunsystem) des Körpers dazu führen, daß sich Abwehrzellen gegen den eigenen Körper richten und dadurch Entzündungen in fast allen Organen des Körpers verursachen können.

Folgende Faktoren spielen dabei eine Rolle:

- Erbanlagen

Der Lupus ist keine Erbkrankheit, auch wenn er gelegentlich in Familien gehäuft vorkommt. Dies hat etwas mit der Erbanlage, also vererbten Informationen und Faktoren zu tun. Das erkennt man daran, daß eineiige Zwillinge, die eine völlig gleiche Erbanlage haben, viel häufiger gemeinsam an Lupus erkranken als zweieiige Zwillinge. Kinder von Lupus-Patienten haben dagegen im Vergleich zur übrigen Bevölkerung nur ein geringfügig höheres Risiko, an Lupus zu erkranken.
Einige Erbfaktoren, die die Entwicklung eines Lupus begünstigen, sind bekannt. Dies sind z.B.

bestimmte Komplementfaktoren, Eiweiße, die für den Abtransport von Entzündungsstoffen wichtig sind. Menschen, die aufgrund ihrer Erbanlagen einen vollständigen Defekt für bestimmte Komplementeiweiße aufweisen, entwickeln häufig einen Lupus.

Lupus-Patienten weisen auch häufiger als gesunde Personen bestimmte Erkennungseiweiße auf Abwehrzellen auf, die ebenfalls vererbt werden. Diese Erkennungsmoleküle helfen dem menschlichen Abwehrsystem zwischen fremd und eigen zu unterscheiden. Normalerweise werden nur fremde Stoffe bekämpft, wie Viren und Bakterien; für den LE ist aber typisch, daß auch Abwehrstoffe gegen körpereigene Bestandteile, z.B. gegen Zellkerne gebildet werden. Die Art und Zahl der Fremderkennungsmoleküle (HLA-Antigene) ist für diese Fehlerkennung „eigen als fremd" und damit für die Entstehung des Lupus von Bedeutung.

Hormone

Neun von 10 Lupus-Patienten sind weiblichen Geschlechts. Diese Tatsache veranschaulicht, daß auch weibliche Geschlechtshormone für die Entstehung des Lupus förderlich sind.

Die Mehrzahl der Erkrankungen bricht bei Frauen im beginnenden gebärfähigen Alter aus, also zwischen dem 18. und 25. Lebensjahr.

„Antibabypille"

Weibliche Geschlechtshormone können ebenfalls den Krankheitsverlauf ungünstig beeinflussen. So besteht ja die Antibabypille aus verschiedenen weiblichen Hormonen. Die ungünstige Wirkung dieser Hormone auf den Verlauf des Lupus hat auch zur Folge, daß Lupus-Patienten **nur ausgewählte Hormonpräparate („Pille")** einnehmen sollten!

Medikamente

Einige Medikamente können eine besondere Form des Lupus verursachen, den medikamenteninduzierten Lupus. Dieser verschwindet im allgemeinen nach Absetzen des Medikamentes wieder.

Sonnenlicht

Eine wichtige und nicht allgemein bekannte Eigenschaft des Lupus ist die Lichtempfindlichkeit. Viele LE-Patienten bemerkten als eines ihrer ersten Krankheitszeichen eine Sonnenempfindlichkeit.

Sonnenlicht, insbesondere ultraviolettes Licht, kann die Erkrankung aktivieren und sollte nach

Möglichkeit gemieden bzw. durch Schutzmaßnahmen und Sonnenschutzcremes (siehe auch Kapitel 15) unschädlich gemacht werden.

Infektionen

Die Ursache oder den Auslöser für den LE hat man bis heute nicht gefunden.
Die Wissenschaft geht derzeit davon aus, daß der Lupus von verschiedenen äußeren Einflüssen ausgelöst werden kann, die auf ein empfängliches Abwehrsystem (Immunsystem) des Körpers treffen. Infektionen können bei der Auslösung des Lupus eine Rolle spielen, wie sie auch eine bestehende Erkrankung verschlechtern können.

Immunsystem

Das Immunsystem des Menschen hat die Aufgabe, schädliche Einflüsse von außen (Bakterien oder Viren) oder von innen (Tumorzellen) zu bekämpfen. Das Immunsystem besteht aus verschiedenen Sorten weißer Blutkörperchen, die einerseits als „Freß"-Zellen direkt kranke Zellen oder Fremdkörper zerstören können, oder andererseits sogenannte **Antikörper** bilden. Diese Antikörper sind Eiweißstoffe, die sich an schädliche Stoffe im Körper binden, um diese für die Freßzellen erkennbar zu machen. Andere Eiweißstoffe, Komplement genannt, zerstören von den Antikörpern behaftete Bakterien und Zellen.
Alle diese Bestandteile des Immunsystems sind fein abgestimmten Steuerungssystemen unterworfen, in denen Botenstoffe (z.B. Hormone) regelnd wirken.
Eine wichtige Voraussetzung für das regelrechte Arbeiten des Abwehrsystems ist, daß der Körper erkennt, was zu ihm gehört und was fremd ist. Das Körpereigene soll beschützt, das Fremde muß bekämpft werden. Aus noch nicht geklärten Gründen werden beim Lupus und anderen sogenannten Autoimmunerkrankungen irrtümlich Antikörper produziert, die sich gegen den eigenen Körper richten. Diese Reaktion des Immunsystems gegen den eigenen Körper wird beim Lupus nicht mehr unter Kontrolle gebracht und verselbständigt sich. Das Behandlungsziel liegt somit darin, die krankhafte Immunreaktion zu unterdrücken, bis die körpereigenen Regelkreise wieder einen ordnungsgemäßen Ablauf der Immunreaktionen gewährleisten können.

Lupus beim Tier

Lupus gibt es auch bei Tieren. So haben bestimmte Mäuse eine angeborene Erkrankung, die dem Lupus sehr ähnlich ist. Sowohl in der Erforschung der Krankheitsursachen als auch in der Erprobung möglicher neuer Behandlungsmethoden sind diese Lupus-Mäuse nützlich. Bei der Untersuchung dieser Mäuse hat man wie beim Menschen Erbfaktoren und Hormone als Auslöser des Lupus gefunden.

Kapitel 3
STUFENDIAGNOSTIK

Ch. Specker

Untersuchung und Feststellung der Diagnose

Wenn der Verdacht auf das Vorliegen eines Lupus erythematodes besteht, sollten zunächst einfache Laboruntersuchungen durchgeführt werden, um folgendes festzustellen:

- Liegt überhaupt ein Lupus erythematodes vor?
- Betrifft dieser nur die Haut oder auch die inneren Organe
  (= **systemischer** Lupus erythematodes, SLE)?
- Weist die Erkrankung eine Aktivität auf, die eine medikamentöse Therapie erforderlich macht?

Laboruntersuchungen

Die einfachsten Laboruntersuchungen, die von jedem Arzt durchgeführt werden können, sind:
- die **Blutsenkung** (BSG), die anzeigt, ob im Körper überhaupt eine Entzündung irgendeiner Art vorliegt,
- das **Blutbild** zur Erfassung einer Blutarmut (Anämie), eines Mangels an weißen Blutkörperchen (Leukopenie) oder Blutplättchen (Thrombopenie) und
- der **Urinbefund**, um festzustellen, ob Eiweiß und rote Blutkörperchen im Urin ausgeschieden werden, was auf eine Nierenentzündung (Nephritis) hinweisen kann.
- Ergänzend können im Blut des Patienten noch die „Leber- und Nierenwerte“ bestimmt werden.

Sind diese Untersuchungen alle normal, kann eine aktive, behandlungsbedürftige Form eines LE nahezu ausgeschlossen werden.

Antinukleäre Antikörper (ANA)

Sind die Laborergebnisse bei den oben genannten Untersuchungen auffällig, wird man speziellere Laboruntersuchungen durchführen. Zunächst wird man antinukleäre Antikörper (ANA) bestimmen, welche bei einem Patienten mit systemischem Lupus erythematodes praktisch immer im Blut nachweisbar sind. Sie kommen aber auch bei wenigen anderen, dem LE nahe verwandten Erkrankungen vor (siehe Kapitel 14). Weitere „immunologische" Untersuchungen dienen dann dazu, diese vom Patienten gegen sich selbst gerichteten (Auto-) Antikörper weiter zu differenzieren, wobei bestimmte Antikörper, insbesondere der sog. DNS-Antikörper für die Diagnose eines SLE dann beweisend sind.

DNS-Antikörper

Hautuntersuchung

Beim reinen Haut-Lupus ohne Beteiligung innerer Organe oder des Blutes findet man meist keine antinukleären und auch keine DNS-Antikörper. In diesem Fall kann die Diagnose nur durch eine mikroskopische Untersuchung einer Hautprobe (Biopsie) gestellt werden, welche mit einem kleinen Hautschnitt aus einer sichtbar veränderten Hautregion entnommen wird.
Findet der Arzt bei typischen Hautveränderungen (siehe Kapitel 5) antinukleäre und DNS-Antikörper, wird er die Diagnose eines **systemischen** Lupus erythematodes stellen. Dies bedeutet nicht, daß auf jeden Fall eine Beteiligung innerer Organe vorliegt, sondern weist nur auf die Bereitschaft der Erkrankung hin, innere Organe durch Autoantikörper in Mitleidenschaft zu ziehen. Deshalb sind im Falle der Diagnose eines SLE weitere Untersuchungen erforderlich, um eine Beteiligung der verschiedenen Organe und deren Schwere- und Aktivitätsgrad festzustellen.

Blutveränderungen

Auch wenn man das Blut nicht als „Organ" im eigentlichen Sinne ansieht, kann eine Beteiligung über die im Blut meßbaren oben genannten Antikörper hinaus auch direkt die unterschiedlichen Blutkörperchen betreffen, indem zum Beispiel die roten Blutkörperchen in den Blutgefäßen durch Antikörper zerstört werden (Hämolyse), was eine Blutarmut (Anämie) zur Folge hat. Es kann auch zu einer Zerstörung der Blutplättchen (Thrombopenie) kommen, welche oft zu einer gesteigerten Blutungsneigung führt. Anhand von Laboruntersuchungen kann recht einfach und ohne Belastung für den Patienten eine solche Beteiligung des Blutes erkannt werden. Nur selten ist eine Knochenmarksgewinnung durch Punktion des Beckenknochens notwendig.

Zusammenfassung

Häufig genügen wenige, einfache Untersuchungen, um die Diagnose eines LE zu sichern oder auszuschließen. Einige meist nicht belastende Untersuchungen reichen meist aus, eine Organbeteiligung nachzuweisen oder auszuschließen. Nur bei schweren Miterkrankungen innerer Organe sind dann selten aufwendigere Untersuchungen notwendig, um eine Therapie einleiten oder steuern zu können.

KAPITEL 4
DIAGNOSEKRITERIEN

R. Fischer

ARA-Kriterien

Zur Vereinfachung der Diagnosestellung hat die Amerikanische Gesellschaft für Rheumatologie (ARA) 1982 eine Liste mit Kriterien erstellt. Um die Diagnose eines SLE stellen zu können, sollen **mindestens vier** dieser Symptome oder Befunde gleichzeitig oder aber im Laufe der Zeit vorhanden sein. Nicht alle Symptome, die beim SLE vorkommen, sind in diese Liste aufgenommen worden, da manche Beschwerden wie z.B. das Raynaud-Phänomen oder häufiges Fieber zwar oft auftreten, aber bei vielen verschiedenen Krankheitsbildern beobachtet werden und daher nicht genau („spezifisch") genug sind.

1. „Schmetterlings-erythem"

Darunter versteht man eine rötliche Hautveränderung auf beiden Wangen, die den Nasenrücken ausspart und flach oder erhaben sein kann (siehe Kapitel 5).

2. diskoide Haut-veränderungen

Dies sind rötliche, weißlich schuppende und erhabene Hautveränderungen; meist treten sie an Körperstellen auf, die der Sonne stärker ausgesetzt werden, also im Gesicht, am Kopf oder an den Armen. Im Gegensatz zum Schmetterlingserythem können sich daraus Narben entwickeln (siehe Kapitel 5).

3. Photosensibilität

= Sonnenempfindlichkeit; insbesondere Hautausschlag nach Sonnenbestrahlung (siehe Kapitel 2, 5).

4. Schleimhaut-ulzerationen

Schmerzlose offene Stellen im Mund oder in der Nase.

5. Arthritis

Darunter versteht man Gelenkbeschwerden an mehr als zwei Gelenken mit **Schmerzen, Schwellung** oder Erguß und Rötung (siehe Kapitel 6).

6. Serositis

Entzündung des Rippenfells oder des Herzbeutels mit oder ohne Ansammlung von Flüssigkeit (siehe Kapitel 7 und 8).

7. Glomerulonephritis

Dies ist eine Bezeichnung für eine Entzündung der Niere, die nicht durch Keime bedingt ist und bei der es zur Ausscheidung von Eiweiß und sogenannten „Zylindern" im Urin kommt (siehe Kapitel 9).

8. Neurologische Symptome

Darunter faßt man Symptome zusammen, die durch eine mögliche Beteiligung des Nervensystems beim SLE verursacht sind, Krampfanfälle und Störungen der Hirnfunktion (weiteres siehe Kapitel 10).

9. Hämatologische Befunde

Dies bezieht sich auf häufig bei SLE-Patienten zu findende Veränderungen im Blutbild:

- Verminderung der roten Blutzellen durch Antikörper oder
- Verminderung der weißen Blutkörperchen auf < 4000/µl oder
- Verminderung der Blutplättchen auf < 100.000/µl (siehe Kapitel 3).

10. Immunologische Befunde

Wichtig zur Diagnosestellung sind ein positiver Nachweis von

- Anti-ds-DNS-Antikörpern oder
- Anti-Sm-Antikörpern oder
- LE-Zellen im Blut oder
- eine falsch positive Lues-Reaktion, bedingt durch vorhandene Antiphospholipid-Antikörper (siehe Kapitel 3, 13).

11. Antinukleäre Antikörper

Nachweis von Antikörpern gegen Zellkernmaterial (siehe Kapitel 3, 14)

Diese Liste kann, wie oben schon gesagt, keinen Anspruch auf Vollständigkeit erheben. Sie dient aber durch das Aufzählen **besonders spezifischer** Symptome der Hilfestellung bei der Zuordnung der Beschwerden in ein bestimmtes Krankheitsbild und bei der Therapiefindung.

KAPITEL 5
HAUTERSCHEINUNGEN

P. Herzer

Der Lupus erythematodes ist durch eine Vielfalt von Hauterscheinungen gekennzeichnet, die allerdings oft vieldeutig sind und nur in Verbindung mit anderen Befunden auf einen Lupus erythematodes zurückgeführt werden können. Bei etwa 80 % der Patienten kommt es im Verlauf der Erkrankung zu einem Hautbefall.

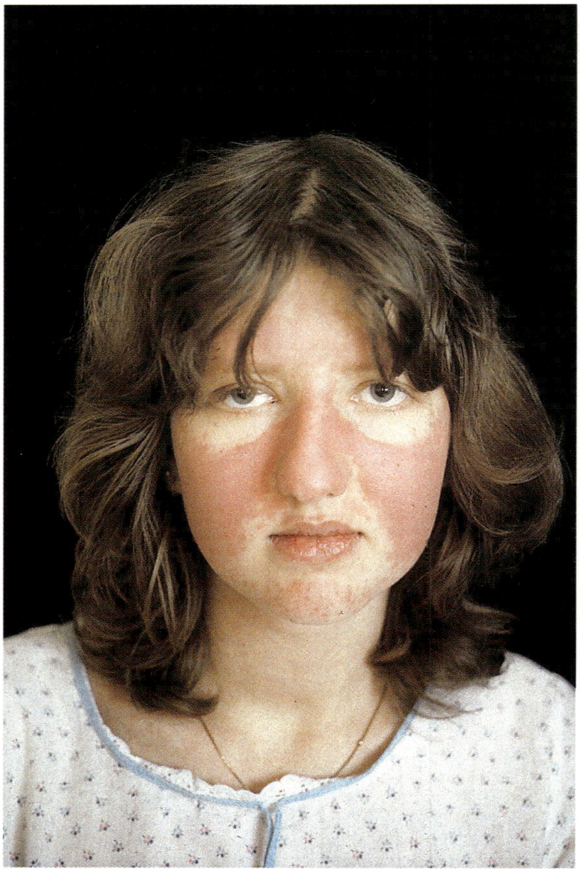

Abb. 5.1. Schmetterlingserythem – das charakteristische Hautzeichen des SLE

„Schmetterlingserythem“

Als charakteristisches Hautzeichen gilt das „Schmetterlingserythem“ (Erythem: Rötung). Hierbei sind beide Wangen und der Nasenrücken gerötet und zum Teil leicht geschwollen (Abb. 5.1). Das Schmetterlingserythem kann das erste Krankheitszeichen sein und erleichtert dann die Diagnose. Oft tritt es jedoch erst in einem späteren Krankheitsstadium auf. In seiner typischen Form ist das Schmetterlingserythem aber nur bei weniger als der Hälfte der Patienten zu beobachten.

Fleckige oder ringförmige Hautrötungen, die zum Teil erhaben oder schuppend sind und nicht selten jucken, können alle Hautareale betreffen; vor allem sind sie an der Brust, am Rücken und im Bereich der Finger (Abb. 5.2) zu sehen.

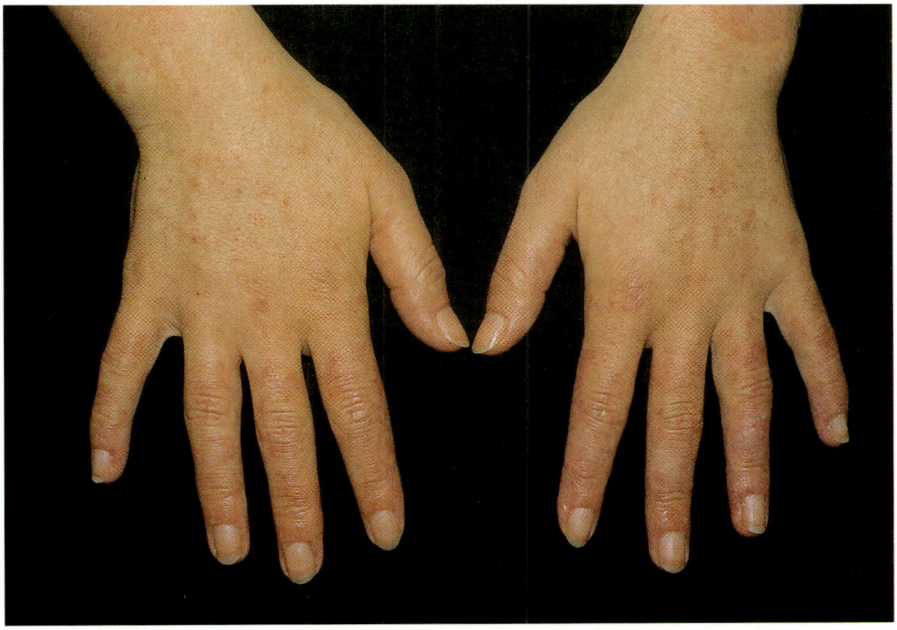

Abb. 5.2. Fleckige Rötungen der Hände bei einer Patientin mit SLE

Sonne?

Häufig treten die Hauterscheinungen des LE im Zusammenhang mit einer Sonnenbestrahlung auf, die auch zur Zunahme anderer Krankheitszeichen führen kann. Patienten mit einem LE sollen daher Sonnenbäder meiden und gegebenenfalls Sonnencremes mit hohem Lichtschutzfaktor verwenden (siehe Kapitel 15).

Andere Hautveränderungen

Darüber hinaus kann es noch zu zahlreichen anderen Veränderungen an der Haut oder Schleimhaut kommen. So können sich zum Beispiel **Rötungen** der Haut und **kleine Geschwüre** an der Mundschleimhaut zeigen. Nicht selten klagen Patienten über vermehrten **Haarausfall**, wobei die Haare in der Regel aber wieder nachwachsen.
Bei Kälteeinwirkung kommt es in vielen Fällen zu einer Engstellung der Fingerarterien, wobei dann einzelne oder alle Finger plötzlich weiß werden; dieses **„Raynaud-Phänomen"** ist aber auch in Verbindung mit anderen Krankheiten und selbst bei ansonsten Gesunden zu beobachten.
Das Ausmaß des Hautbefalls ist im Einzelfall unberechenbar. Meist gehen Krankheitszeichen an der Haut mit der allgemeinen Krankheitsaktivität einher. Generell hinterlassen die klassischen Hauterscheinungen des SLE keine bleibenden Veränderungen oder Narben.

Diskoider LE

Eine Sonderstellung nimmt der diskoide Lupus erythematodes ein. Hierbei handelt es sich um einen scharf begrenzten, scheibenförmigen („diskoid") Hautausschlag, der einzeln oder an vielen Stellen

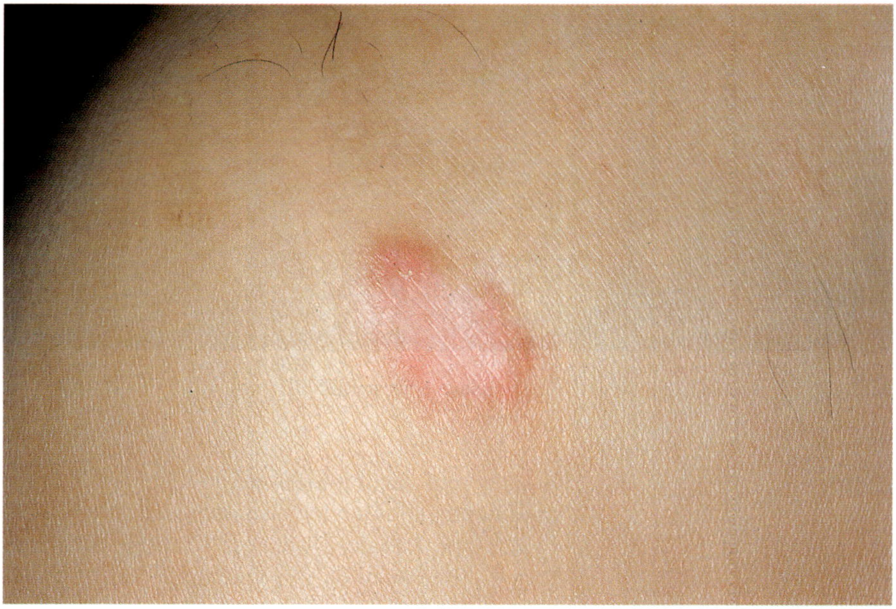

Abb. 5.3. „Diskoider" Lupus erythematodes – scheibenförmige Hautläsion am Oberarm eines ansonsten gesunden Patienten

auftreten kann. Die Herde sind tastbar verdickt und sind oft im Zentrum zunächst von fest haftenden weiß-gelblichen Schuppen bedeckt. Im weiteren Verlauf kommt es im Zentrum dieser Hauterscheinungen zu narbigen Veränderungen. Betroffen sind in erster Linie das Gesicht (gelegentlich auch schmetterlingsförmig), die Kopfhaut, die Ohrläppchen, die Brust und die Arme (Abb. 5.3). Beim diskoiden Lupus erythematodes kommt es nur selten zu einem Befall von inneren Organen; es handelt sich also in der Regel um eine besondere Verlaufsform des Lupus erythematodes mit guter Prognose.

KAPITEL 6
GELENKBETEILIGUNG

P. Herzer

Gelenkbeschwerden werden im Volksmund ganz allgemein als „Rheuma“ bezeichnet, wobei aber unterschiedliche Krankheiten zugrunde liegen können. Beim systemischen Lupus erythematodes gehören rheumatische Beschwerden zu den häufigsten Krankheitserscheinungen, bei etwa 90 % der Patienten kommt es zeitweise zu Gelenkschmerzen und Gelenkschwellungen.

Oft sind die Gelenkbeschwerden das erste Krankheitszeichen des SLE und gehen anderen Erscheinungen um viele Monate voraus. Gerade in diesen Fällen wird oft zunächst an andere rheumatische Erkrankungen gedacht, meist an eine „chronische Polyarthritis“. Hieraus können sich dann Irrwege bei der Behandlung und weiteren Überwachung der Patienten ergeben. Aber gerade die Früherkennung eines SLE als Ursache rheumatischer Beschwerden trägt dazu bei, daß der gefährliche Befall innerer Organe rechtzeitig erkannt oder verhindert wird.

Gelenkentzündung

Die Schmerzen können durch Entzündungen der Gelenke sowie auch der Sehnen und Muskulatur entstehen. Die Patienten fühlen sich oft steif, insbesondere am Morgen oder nach längeren Ruhepausen. Durch eine Entzündung der Gelenke, die im medizinischen Sprachgebrauch als „Arthritis“ bezeichnet wird, kommt es zu sichtbaren Gelenkschwellungen. Am häufigsten sind hiervon die Fingergelenke (Abb. 6.1), Handgelenke und Kniegelenke betroffen, seltener die Schultern, Ellbogen, Hüften, Sprunggelenke und Zehengelenke. Je nach Krankheitsaktivität kann der Gelenkbefall vorübergehend eine Behinderung der Beweglichkeit verursachen.

Keine Gelenkzerstörung

Der Gelenkbefall beim SLE führt meist nicht zu einer Zerstörung der Gelenke, Röntgenaufnahmen zeigen in der Regel keine krankhaften Veränderun-

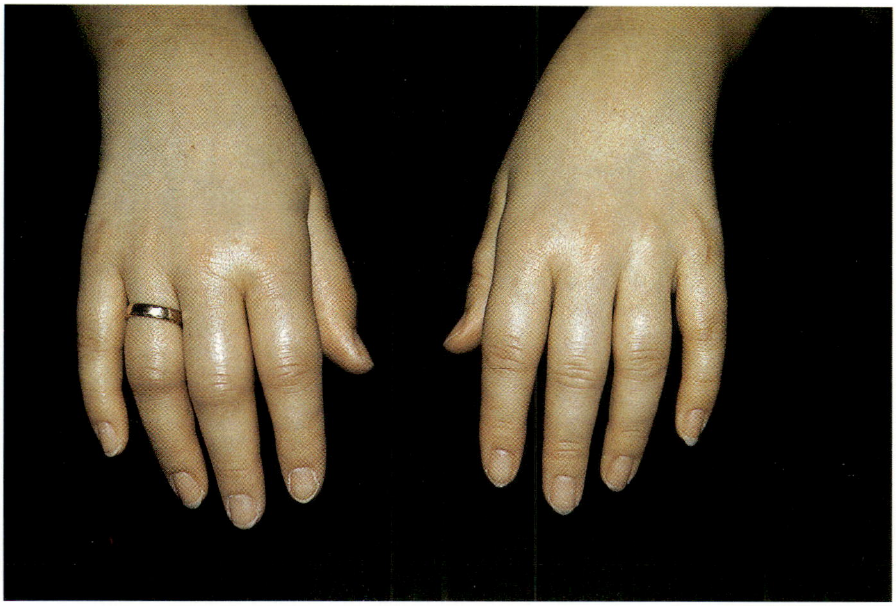

Abb. 6.1. Schwellung der Fingergelenke bei einer Patientin mit SLE

gen. Nur in seltenen Fällen führt eine ständig wiederkehrende Entzündung der Gelenke und der Sehnen nach vielen Jahren zu einer Fehlstellung einzelner Finger. Generell ist aber nicht zu befürchten, daß der SLE zu einer Verkrüppelung von Gelenken führt.

KAPITEL 7
BETEILIGUNG DES HERZENS

H. Mattern

Fast jeder zweite Patient mit systemischem Lupus erythematodes entwickelt eine Mitbeteiligung des Herzens. Meistens handelt es sich dabei aber zum Glück nur um leichte Veränderungen. Betroffen sein können Herzmuskel, Herzbeutel, Herzkranzgefäße und auch das „Nervensystem" des Herzens.

Herzbeutelentzündung

Die häufigste Herzerkrankung beim SLE ist die Herzbeutelentzündung (Perikarditis). Der Patient bemerkt einen schnellen Herzschlag, Atemnot, Fieber, Schweißausbrüche oder verstärkt jeden einzelnen Herzschlag. Bei der Herzbeutelentzündung kann sich Flüssigkeit zwischen dem Herzmuskel und dem Herzbeutel ansammeln, die bei einer Ultraschalluntersuchung des Herzens nachweisbar ist. Bei vielen Patienten läßt sich während des Schubes der Erkrankung im Ultraschall diese Flüssigkeitsansammlung finden, ohne daß daraus eine Beschwerdesymptomatik entsteht. Nur in ganz seltenen Fällen wird die Flüssigkeitsansammlung im Herzbeutel so stark, daß sie die Herzarbeit behindert.
Neben dieser „feuchten" Herzbeutelentzündung mit Flüssigkeitsansammlung kommt auch eine „trockene" Herzbeutelentzündung vor, die noch stärkere Schmerzen auslöst. Bei dieser Form der Herzbeutelentzündung findet sich keine Flüssigkeitsansammlung, sondern es kommt zu einer Verklebung zwischen Herzbeutel und Herzmuskel. Dadurch entsteht bei jedem Herzschlag ein Reibegeräusch.

Herzinnenhautentzündung *(Herzklappenerkrankungen)*

Die Entzündung der Herzinnenhaut wurde erstmals durch die Ärzte Libman und Sacks beschrieben und ist als **Endokarditis Libman-Sacks** bekannt. Es handelt sich um Auflagerungen auf den Herzklappen, die nicht durch eine Infektion verursacht werden. Die Auflagerungen behindern die Herzklappen in ihrer Funktion, besonders die

Klappen des linken Herzens sind betroffen. Wenn diese Klappenveränderungen nicht rechtzeitig erkannt und behandelt werden, kann es zu einer Herzmuskelschwäche verbunden mit Herzschmerzen, Atemnot und Wasseransammlungen in den Beinen kommen.
Eine infektiöse Endokarditis ist extrem selten und bedarf einer konsequenten Therapie mit Antibiotika.

Herzkranzgefäßerkrankungen

Die häufigste Ursache einer Herzkranzgefäßerkrankung ist bei Menschen ohne Lupus erythematodes die Arteriosklerose, die auch als Gefäßverkalkung bekannt ist. Diese Erkrankung kann natürlich auch bei SLE-Patienten vorkommen, z.B. begünstigt durch einen hohen Blutdruck. Bei den SLE-Patienten kann jedoch eine Herzkranzgefäßverengung auch durch eine Entzündung der Herzkranzgefäße entstehen. Die Beschwerden wie z.B. Herzschmerzen und Atemnot bei Belastung helfen nicht, diese verschiedenen Ursachen zu unterscheiden.

Herzmuskelerkrankung

Wenn kleine Herzkranzgefäße betroffen sind, kann dies Ursache einer Herzmuskelentzündung sein. Selbst mit feinsten Untersuchungstechniken wie einer Herzkatheteruntersuchung läßt sich diese Gefäßentzündung nicht feststellen. Bei diesen Formen der Gefäßerkrankungen treten Engegefühle in der Brust, Herzrhythmusstörungen und Atemnot auf. Neben den SLE-spezifischen Medikamenten müssen dann Präparate eingesetzt werden, die die Herzkranzgefäße erweitern können. Diese Medikamente werden auch bei Patienten mit arteriosklerotisch bedingten Gefäßveränderungen verordnet.

Herzrhythmusstörungen

Die Gefäßveränderungen im Rahmen des SLE und andere Veränderungen am Herzen können zu Herzrhythmusstörungen führen. Der Herzschlag ist unregelmäßig, zu langsam, zu schnell oder mit kleinen Pausen versehen.

Die meisten Herzerkrankungen beim SLE lassen sich mit einfachen diagnostischen Untersuchungsmaßnahmen wie Röntgenbild des Brustraumes, EKG und Herzultraschall erkennen. Nur selten sind eingreifende Verfahren wie eine Herzkatheteruntersuchung erforderlich.

Kapitel 8
LUNGENBETEILIGUNG

H. Mattern

Rippenfellentzündung
(Pleuritis)

Auch die Lunge kann mit ihren verschiedenen Strukturen im Rahmen des SLE betroffen sein. Am häufigsten kommt eine Rippenfellentzündung vor. Sie kann einseitig oder auch doppelseitig auftreten. Die Patienten haben Schmerzen beim tiefen Einatmen im unteren Brustbereich. Tiefes Einatmen wird deshalb vermieden. Eine Lungenröntgenaufnahme sowie eine Ultraschalluntersuchung können nur eine Rippenfellentzündung mit Ergußbildung nachweisen, die trockene Pleuritis kann durch ein vermehrtes Reiben beim Abhören der Lunge für den Arzt zu hören sein.

Lungenentzündung
(Pneumonie)

Die Lungenentzündung bei SLE-Patienten wird meist nicht durch eine Infektion ausgelöst. Daher wird diese Form als „Lupuspneumonie" bezeichnet. Sie geht mit Atemnot und Brustkorbschmerzen einher. Dies sind aber auch die Zeichen einer Lungenentzündung im Zuge einer Infektion. Für den Arzt ist es daher häufig schwierig, zu unterscheiden, ob es sich um eine Lupuspneumonie oder eine Lungenentzündung anderer Ursache handelt. Eine Lungenentzündung ist in jedem Fall eine schwerwiegende Erkrankung und macht immer eine stationäre Behandlung erforderlich.
In sehr seltenen Fällen kann zusätzlich eine leichte Blutung in der Lunge auftreten, die einer weiteren Abklärung bedarf.

Lungengerüsterkrankung
(Lungenfibrose)

Von der akuten Lungenentzündung ist die Lungengerüsterkrankung abzugrenzen, die fortschreitend in eine Lungenfibrose („Vernarbung") übergehen kann. Das ist eine Erkrankung, die man anfangs gar nicht bemerkt, da sie nicht weh tut. Der Patient spürt sie erst, wenn die Erkrankung schon relativ fortgeschritten ist. Es entwickelt sich ein Husten ohne Auswurf und Luftnot. Ursache ist eine Störung des Sauerstoffaustausches, bei der weniger

Sauerstoff in das Blut gelangt. Infolge der Lungenveränderung wird auch das Herz stärker belastet, es kommt zu einem erhöhten Blutdruck (RR) im Lungenkreislauf. Eine andere Ursache für einen erhöhten RR im Lungenkreislauf ist eine Verstopfung eines Lungengefäßes durch ein Blutgerinnsel, einer Lungenembolie, wobei ein Teil der Funktion von Lungengewebe ausfallen kann.

Untersuchungsmethoden

Da nicht alle Lungenerkrankungen schmerzhaft sind, sind regelmäßige Untersuchungen der Lunge bei SLE-Patienten notwendig. Das können sein: Röntgen der Lunge, Lungenfunktionstests und Blutuntersuchungen zur Bestimmung des Sauerstoffgehaltes im Blut. In seltenen Fällen kann auch einmal eine Lungenspiegelung (Bronchoskopie) notwendig sein.

KAPITEL 9
NIERENERKRANKUNGEN

H.H. Euler

Wenn der Lupus die Nieren angreift, spricht man von **„Lupus-Nephritis“.**
Viele Lupus-Patienten haben eine solche Nephritis und müssen deswegen intensiv behandelt werden, andere nicht. Ein besonderes Problem besteht darin, daß sie häufig lange **keine Beschwerden** bereitet.

Aufgaben der Nieren

Die Aufgabe der Nieren ist die Entgiftung des Blutes über ein feines Filtersystem und die Regulierung des Flüssigkeitshaushaltes und der Blut-Mineralien („Elektrolyte“, wie Natrium, Kalium, Phosphor und Kalzium). Normaler Urin enthält fast keine roten oder weißen Blutkörperchen und kein Eiweiß. Weiterer Ausdruck normaler Nieren ist das Messen normaler Werte der Abfallstoffe „Harnstoff“ (normal bis 30 mg/dl) und „Kreatinin“ (bis 1,2 mg/dl) im Blut.

Nierenschädigung bei Lupus

Während die meisten Nierenentzündungen durch Bakterien ausgelöst werden, entsteht die Lupus-Nephritis durch Eiweißablagerung im Filterapparat und durch Entzündung und Verengung der Blutgefäße in den Nieren. Wichtig ist die Ablagerung von „Immunkomplexen“ (Eiweißkomplexe, teilweise mit Lupus-typischen Auto-Antikörpern) in den kleinen Filterorganen der Nieren („Glomerula“). Zunächst wird das „Sieb“ in den Glomerula durch Ablagerungen geschädigt. Es wird großporiger, so daß Eiweiße, die sonst zurückgehalten werden, die Schranke passieren: Es kommt zur Eiweißausscheidung im Urin. Zusätzlich können Blutgefäße in den Glomerula verstopfen. Die Filterfunktion nimmt ab, nicht ausgeschiedene Abfallstoffe (Harnstoff, Kreatinin) im Blut steigen an. Vernarbung und vollständiger Funktionsverlust kann die Folge sein.
Ein weiteres, häufiges Problem ist ein deutlicher Blutdruckanstieg.

Frühzeichen

Die Lupus-Nephritis ist **schmerzlos** und bereitet über lange Zeit keine Beschwerden. Während Gelenkschmerzen oder Hautausschlag rasch zum Arztbesuch führen, kann die Nephritis lange schwelen, bis ein ausgeprägter und nicht mehr reparierbarer Nierenschaden vorliegt. Daher sind **regelmäßige Laborkontrollen** nötig. Frühe Hinweise sind Eiweiß und, als Ausdruck der Entzündung, rote und weiße Blutkörperchen im Urin.

Eiweißausscheidung

Eine Eiweißvermehrung im Urin ist einfach mit Teststreifen beim Hausarzt nachweisbar. Bei mildem Lupus mit normalem Urin ist die **regelmäßige Kontrolle** in mehrmonatigen Abständen sinnvoll, um eine Nierenbeteiligung früh zu erkennen. Die exakte Messung der ausgeschiedenen Menge erfordert die Untersuchung des in 24 Stunden gesammelten Urins. Bei massivem Eiweißverlust kann der Urin schäumen, ab Eiweißverlusten von über 10 g pro Tag kann der Körper nicht mehr genügend nachproduzieren. Die Eiweißmenge im Blut sinkt, und es kommt zu Flüssigkeits-Einlagerung im Gewebe („Ödemen"), speziell in den Unterschenkeln. Diese werden durch ein Schwellungsgefühl bemerkt. Die Haut ist wie ein Kissen eindrückbar. Die entstandene Vertiefung bleibt eine Weile bestehen.

Später kann eine Einschränkung der Nierenfunktion mit Erhöhung von Harnstoff und Kreatinin im Blut folgen, bis hin zum Versagen der Nieren (selten). Allerdings muß schon eine deutliche Abnahme der Filterleistung der Niere vorliegen, wenn man eine Erhöhung dieser Substanzen messen kann. Sie können erhebliche Abgeschlagenheit, ausgeprägte Ödeme (auch im Gesicht) sowie – als spätes Zeichen – Flüssigkeit im Herzbeutel („Perikard-Erguß"), im Bauchfell („Aszites") oder im Lungenfell („Pleura-Erguß") verursachen.

Urin-Test

Neben der Eiweißausscheidung wird das Auftreten von roten oder weißen Blutkörperchen im Urin durch die Teststreifen des Hausarztes festgestellt. In schweren Fällen kann es durch viele rote Blutkörperchen zu rotgefärbtem Urin kommen. Die zusätzliche Beobachtung von „Zylindern" (Ausschwemmungen aus Nierenkanälchen bei stärkerem

Nierenbefall) erfordert die mikroskopische Urinuntersuchung.

Harnwegs-Infekte

Auch bei Entzündungen von Blase oder Nierenbekken durch Bakterien können Eiweiß und Blutkörperchen im Urin auftreten, ohne daß eine Lupus-Nephritis vorliegen muß. Nach Untersuchung des Urins auf Bakterien kann eine entsprechende („antibiotische") Behandlung eingeleitet werden.

Mineralstoffe

Störungen der Mineralstoffe („Elektrolyte"), wie Natrium, Kalium und Kalzium, können Abgeschlagenheit, Krämpfe oder Herzrhythmusstörungen verursachen. Dies ist durch Blutuntersuchungen leicht feststellbar und wird durch Ernährung oder Medikamente korrigiert. **Vorsicht** ist geboten, wenn zur Bekämpfung langdauernder oder lästiger Ödeme entwässernde Medikamente eingenommen werden. Diese können zu bedrohlichem zusätzlichem Elektrolyt-Verlust führen. Der Arzt sollte über die Menge dieser Medikamente genau informiert sein, damit Kontrollen und Korrekturen ausreichend häufig durchgeführt werden.

Ultraschall-untersuchung

Die Ultraschalluntersuchung ist aussagekräftig, harmlos und beliebig oft wiederholbar. Sie unterscheidet z.B. zwischen frischer Lupus-Nephritis und chronisch geschrumpften Nieren, die durch Behandlung meist nicht mehr zu bessern sind.

Nierenpunktion

Oft kann man die Diagnose einer Lupus-Nephritis aus Urin und Blutwerten stellen. Häufig ist es jedoch für die Therapie (welches Medikament?) wichtig, Nierengewebe unter dem Mikroskop zu untersuchen. Dazu wird eine Niere unter örtlicher Betäubung mit einer Nadel durch die Haut der Flanke unterhalb der Rippen punktiert, nachdem die Lage der Nieren durch Ultraschall festgestellt wurde. In der Regel wird über 24 Stunden nachkontrolliert. In erfahrener Hand ist die Punktion nicht oder kaum schmerzhaft. Blutungen sind seltene Risiken. Die Punktion darf nicht erfolgen bei Blutungsneigung, wenn nur eine Niere arbeitet oder bei Infekten.

Mikroskopische Untersuchung des Nierengewebes

Die mikroskopische Untersuchung legt fest, welche Art von Lupus-Nephritis vorliegt, ob bereits chronische Schäden eingetreten sind und wie aktiv die Entzündung ist. Dies ist wichtig für die Behandlung. Nur einige Entzündungsformen führen zu schweren Schäden, so daß eine intensive Behandlung oft nicht erforderlich ist. Bei starken chronischen Schäden kann die Vernarbung schon so weit fortgeschritten sein, daß eine Behandlung nicht mehr sinnvoll ist. Die besten Aussichten, die Nierenfunktion zu bessern, bestehen bei hoher Aktivität und geringer Vernarbung. In Einzelfällen kann eine wiederholte Punktion zur Kontrolle erforderlich werden.

Behandlung

Die Behandlung der Lupus-Nephritis entspricht überwiegend der üblichen Medikamentenbehandlung des Lupus; sie wird in Kapitel 14 besprochen. Da allerdings funktionierende Nieren sehr wichtig sind, werden Patienten mit Lupus-Nephritis früher und aggressiver behandelt als beispielsweise Patienten, bei denen Gelenkschmerzen im Vordergrund stehen. Insgesamt ist bei rechtzeitiger und intensiver Behandlung das Fortschreiten der Lupus-Nephritis bis zum Nierenversagen selten geworden.

Bei Nephritis muß eine **ausreichende Trinkmenge** zum „Spülen“ der Nieren (mindestens 2 Liter pro Tag) eingehalten werden.

Wenn trotz Behandlung Ödeme durch Eiweißverlust auftreten, können **„entwässernde“ Medikamente** eingesetzt werden. Zusätzlich können elastische **Stützstrümpfe** helfen. Das Ersetzen von Eiweiß durch Infusion ist eine vorübergehende Notfallmaßnahme, da der größte Teil rasch wieder durch die Nieren verlorengeht. Aus dem gleichen Grund ist das Ersetzen des Eiweißes durch eiweißreiche Kost nur begrenzt wirksam.

Wenn es zu einem (manchmal nur vorübergehenden) **Bluthochdruck** gekommen ist, muß dieser sorgfältig eingestellt werden. Dies erfolgt mit mehrmals täglich einzunehmenden **blutdrucksenkenden Medikamenten**. Erhöhter Blutdruck bereitet meist keine Beschwerden, so daß die Versuchung groß ist, Medikamente nachlässig einzunehmen. Da Hochdruck jedoch Folgeschäden nach sich ziehen kann (speziell wieder für die Nieren), sollte der Versuchung widerstanden werden. Oft bewährt sich bei sicherem Hochdruck die Anschaffung eines Meßgerätes (dies wird von den Kassen finanziert) und die mehrmals tägliche Druck-Messung zu Hause. Der untere („diastolische“) Wert sollte unter 90, ganz sicher aber unter 100 liegen. Aus einem gut geführten Protokoll kann der Arzt dann einfacher die optimale Behandlung festlegen.

Dialyse

Wenn die Nieren nicht mehr genügend entgiften (z.B. bei Kreatinin-Anstieg auf über 10 mg/dl), wird die Blutreinigung durch eine künstliche Niere („Dialyse“) erforderlich. Diese kann die Nierenfunktion langfristig ersetzen. Sie erfolgt 2-3mal wöchentlich über ein künstliches Blutgefäß im Unterarm und dauert 2-4 Stunden. Wichtig sind eine geeignete Diät und eine reduzierte Trinkmenge. Abgesehen von der zeitlichen Belastung ermöglicht die Dialyse heute dem Patienten ein weitgehend unbehindertes Alltagsleben.

Nierentransplantation

Zusätzlich zur zwar lebensrettenden, aber aufwendigen Dialyse besteht die Möglichkeit der Nierentransplantation. Dabei wird eine „passende“ Spenderniere unter die Bauchhaut eingepflanzt. Die Transplantation ist auch bei Lupus möglich. Voraussetzungen sind ein nicht zu hohes Alter (unter 60-70 Jahren) keine weiteren komplizierenden Krankheiten, und das Finden eines im Gewebemuster ähnlichen Spenderorgans. Um eine Abstoßung der neuen Niere zu vermeiden, werden ähnliche Medikamente gegeben wie zur Lupus-Behandlung. Nach Transplantation kommt es nur selten zur Lupus-Nephritis in der transplantierten Niere. Viele Patienten können nach Transplantation heute auf eine mehrjährige Funktionsfähigkeit des neuen Organs hoffen.

Kapitel 10

DAS NERVENSYSTEM

K. Wildhagen

Zu den möglichen Organbeteiligungen beim SLE gehört auch eine Miterkrankung des Nervensystems. Eine solche Beteiligung ist nicht selten, aber nur bei wenigen Erkrankten führt sie zu Veränderungen des Wesens, des Verhaltens oder der Motorik.

Aufbau des Nervensystems

Das Nervensystem ist das Kommunikations- und Steuerungsorgan des Menschen. Man unterscheidet das zentrale vom peripheren Nervensystem. Zum Zentralnervensystem (ZNS) gehören das Gehirn und das Rückenmark. Alle anderen Teile des Nervensystems werden zum peripheren Nervensystem gerechnet. Beide Systeme können im Rahmen des SLE betroffen sein.

Zentralnervensystem

Die klinischen Erscheinungsbilder einer ZNS-Beteiligung sind vielschichtig und in aller Regel nicht spezifisch für einen SLE. Die von den Patienten angegebenen Beschwerden reichen von leichten **depressiven Verstimmungen** über **Migräne**, Störung der **Merkfähigkeit** bis hin zu **Lähmungen.** Auch ein **Krampfanfall** oder **Sehstörungen** können Zeichen einer ZNS-Beteiligung sein. Die meisten der schwerwiegenden Erscheinungen sind sicher sehr selten. Neben dem SLE selbst können auch häufig eingesetzte Medikamente wie Steroide und Antimalariamittel Ursache von ZNS-Symptomen wie z.B. Schwindel sein. Für die Therapie ist es von entscheidender Bedeutung, zwischen diesen verschiedenen Ursachen zu unterscheiden.

Diagnostisches Vorgehen

Die Möglichkeiten der Untersuchungen des ZNS haben sich in den letzten Jahren entscheidend verbessert. Trotzdem verbleibt noch immer ein großer Teil an Krankheitserscheinungen, deren Ursache nur aus Erfahrung und dem Krankheitsverlauf entschieden werden kann. Besteht klinisch der Verdacht auf eine Mitbeteiligung des ZNS, wird der

Patient zunächst einmal gründlich neurologisch untersucht. Dazu gehört neben speziellen Blutuntersuchungen eine Ableitung der Gehirnströme (Elektroenzephalographie (EEG)) und nicht selten eine Untersuchung der Rückenmarksflüssigkeit (Liquor). Zur weiteren Abklärung werden dann bildgebende Verfahren wie Computertomogramm und Kernspintomographie eingesetzt. Das letztgenannte Verfahren kann im Bereich des Gehirns und des Rückenmarks auch kleinste Veränderungen des Gewebes darstellen und hat darüber hinaus den Vorteil, daß der Patient keiner Strahlenbelastung ausgesetzt wird.
Die Wissenschaft ist weiter dabei, die diffizilen Geheimnisse der ZNS-Beteiligung beim SLE aufzudecken. Leider gibt es bisher keinen einfachen und zuverlässigen Test, der eine Beteiligung des ZNS beweisen oder ausschließen könnte.

Peripheres Nervensystem

Das periphere Nervensystem ist bei etwa 15 % der SLE-Patienten im Rahmen ihrer Erkrankung mitbetroffen. Ursache dafür ist in der Regel eine Entzündung der kleinen Blutgefäße, die die Nerven außerhalb des ZNS versorgen. In Abhängigkeit von den betroffenen Nerven sind als Beschwerden Gefühlsstörungen und Schwächezustände in Armen und Beinen möglich, oder aber bei Beteiligung der sogenannten Hirnnerven z.B. Geschmacksstörungen. Die Diagnosesicherung ist in der Regel einfacher als bei einer Mitbeteiligung des ZNS. Richtungweisend sind die Krankengeschichte und der körperliche Untersuchungsbefund. Die Diagnose wird dann durch Messung der sogenannten Nervenleitgeschwindigkeit gesichert.

KAPITEL 11
SCHWANGERSCHAFT

M. Schneider

Der SLE kommt bei Frauen viel häufiger vor als bei Männern, meist erkranken junge Frauen im gebärfähigen Alter an einem SLE. Für diese Patientinnen ist eine wichtige Frage:

Kann ich schwanger werden und gesunde Kinder zur Welt bringen?

Es ist nicht lange her, da wurden alle Patientinnen mit SLE davor gewarnt, schwanger zu werden. Selbst heute gibt es noch ähnliche Aussagen. Alle Untersuchungen und Erfahrungen aus den letzten Jahren belegen jedoch:

- SLE-Patientinnen haben in aller Regel eine normale Schwangerschaft;
- der SLE wird durch eine Schwangerschaft meist nicht aktiviert oder verschlechtert;
- fast alle Kinder kommen gesund zur Welt.

Kinder

Die Kinder von SLE-Patientinnen sind ebenso wie die Kinder nicht erkrankter Mütter meist gesund, denn der Lupus ist keine Erbkrankheit. Die Kinder kommen durchschnittlich etwas früher zur Welt und sind etwas leichter. Sehr wenige Kinder zeigen vorübergehend LE-ähnliche Hauterscheinungen, weil mütterliche Antikörper übertragen wurden. Weitaus seltener führt der Kontakt mit sog. Ro (SS-A)-Antikörpern der Mutter beim Kind zu einer Störung des Reizleitungssystems des Herzens (Dieses System ist für das zeitgerechte Zusammenspiel von Herzvorhöfen und -kammern zuständig).
Patientinnen mit SLE können genauso viele Kinder bekommen wie gesunde Frauen. In Schüben der Erkrankung kann das hormonelle Gleichgewicht jedoch gestört sein, so daß eine Schwangerschaft nicht möglich ist. Dies ist ein natürlicher Schutzmechanismus; denn in Phasen einer aktivierten Krankheit oder einer aktiven Organbeteiligung, z.B. einer Entzündung an der Niere, sollte eine Schwanger-

schaft nicht angestrebt werden. Dies macht deutlich:

Schwangerschaftsplanung

SLE-Patientinnen sollten eine Schwangerschaft unter Einbeziehung des behandelnden Arztes und des Frauenarztes planen. Diese Planung muß langfristig angelegt sein und soll:

1. Krankheitsaktivität und Organbeteiligungen beurteilen

Dazu gehören eine gründliche körperliche Untersuchung, Analysen in Blut und Urin, ein EKG und Röntgenuntersuchung der Lunge und bei entsprechendem klinischen Befund oder bekannter Beteiligung Ultraschalluntersuchungen des Herzens und der Bauchorgane.

2. die medikamentöse Therapie prüfen.

Medikamente in der Schwangerschaft

Immunsuppressiva (z.B. Imurek®, Endoxan®, MTX®) sollten mindestens 3, besser 6 Monate vor einer Schwangerschaft abgesetzt werden. Auch Rheumamittel, z.B. Diclofenac, Indometacin oder Ibuprofen, sind während der Schwangerschaft nicht erlaubt. Nur Steroide (syn.: Kortikoide, Kortison, Korticosteroide) können eingesetzt werden. Eine Behandlung mit Antimalariamitteln (Resochin®, Quensyl®) sollte nicht während einer Schwangerschaft begonnen werden. Werden Antimalariamittel schon vor der Schwangerschaft eingenommen, muß man in der Planung anhand des klinischen Verlaufs entscheiden, ob diese Therapie beendet werden kann oder fortgesetzt werden muß.

Darf die immunsuppressive Therapie aber überhaupt beendet werden?

Diese Therapie wird ja aus einem bestimmten Grund durchgeführt, z.B. wegen einer Nierenentzündung bei SLE. Ist die immunsuppressive Therapie deshalb weiter notwendig, steht dies der Erfüllung des Kinderwunsches entgegen. Kann das Immunsuppressivum abgesetzt werden, wird man immer ein gewisses Risiko für eine Krankheitsaktivierung in Kauf nehmen müssen. Dabei muß vor allem beachtet werden, daß die Wirkung der Medi-

kamente noch über das Absetzen hinaus anhält. Ein Schub tritt also möglicherweise erst 4 – 12 Wochen nach Absetzen auf.
Aber auch Patientinnen, die leider die immunsuppressive Therapie nicht beenden können, dürfen weiter auf ein eigenes Kind hoffen. In Spezialkliniken haben Patientinnen mit SLE trotz immunsuppressiver Therapie gesunde Kinder zur Welt gebracht.

Die Schwangerschaft

Die Schwangerschaft selbst ist eigentlich komplikationslos. Trotzdem ist es günstig, wenn sich die Patientinnen vorsichtshalber in regelmäßigen Abständen bei ihrem behandelnden Arzt vorstellen. Kommt es wider Erwarten doch einmal zu einem Schub des SLE, ist ohne Risiko für Mutter und Kind eine Behandlung mit Kortison möglich. In den meisten Fällen kann damit die Aktivität der Erkrankung ausreichend unterdrückt werden.

Entbindung

Die Entbindung der SLE-Patientinnen ist meist unproblematisch. Etwa 2 bis 4 Wochen danach scheint möglicherweise ein erhöhtes Risiko für einen Schub des SLE zu bestehen. Es ist deshalb sehr wichtig, daß die Mütter auch nach der Entbindung weiter engmaschig untersucht werden, um z.B. eine Entzündung der Nieren frühzeitig zu erfassen.

Fehlgeburten?

Eine kleine Zahl von SLE-Patientinnen erleidet immer wieder Fehlgeburten. Eine mögliche Ursache dafür sind sog. Antiphospholipid-(Anticardiolipin-)Antikörper (Lupus antikoagulans). Auch eine vermehrte Thromboseneigung kann Folge dieser Antikörper sein (siehe Kapitel 13). Eine gezielte Behandlung z.B. mit Acetylsalicylsäure oder Heparin kann auch diesen Patientinnen eine normale Schwangerschaft ermöglichen.

Kapitel 12

DER SYSTEMISCHE LUPUS ERYTHEMATODES IM KINDESALTER

G. Ganser

Häufigkeit

Der systemische Lupus erythematodes ist im Kindesalter eine sehr seltene Erkrankung. Von den Kindern und Jugendlichen unter 14 Jahren erkrankt eins von 200.000. Im Kleinkindesalter sind nur wenige Patienten bekannt.

Ursache

Die eigentliche Ursache ist unbekannt. Es gibt keine Hinweise dafür, daß eine andere Ursache angenommen werden muß als im Erwachsenenalter.

Diagnose

Die Kinder und Jugendlichen beobachten ganz unterschiedliche Beschwerden. Allgemein besteht eine anhaltende Schwäche, Müdigkeit, Lymphknotenschwellungen, Fieber, Knochenschmerzen, Bewegungseinschränkungen und verschiedene Hautausschläge.

Diese Beschwerden lassen meist an eine Infektionskrankheit denken, allerdings werden keine Erreger (Viren, Bakterien) gefunden. Auch bringt eine antibiotische Behandlung keine Besserung.

Wie im Erwachsenenalter ist der Nachweis bestimmter immunologischer Reaktionen (sog. antinukleärer Antikörper, ds-DNS-Antikörper oder Lupus-erythematodes-Zellen) hinweisend. Wenn die o.g. typischen Zellkern-AK im Blut der Kinder gefunden werden, ist die Diagnose SLE wahrscheinlich. Bei sehr kleinen Kindern (1. bis 3. Lebensjahr) ist die Erkrankung schwer zu erkennen, da typische Blutveränderungen gerade zu Anfang der Erkrankung fehlen.

Symptome/ Krankheitszeichen

Wie auch beim Erwachsenen kann sich der SLE langsam über Wochen und Monate entwickeln und schleichend verlaufen, oder auch als akutes und dramatisches Krankheitsbild mit Fieber, schmetterlingsförmigem Ausschlag im Gesicht, Quaddeln (wie Nesselsucht) am Körper und Herzbeutel-, Rippenfell- oder Bauchfellergüssen (entzündlichen Wassereinlagerungen in diesen Räumen). Eine Ver-

größerung von Leber und Milz, Verwirrtheit oder Verhaltensauffälligkeiten sind möglich.
Bei manchen Kindern verläuft der Lupus lediglich wie eine Rheumaerkrankung mit Morgensteifigkeit, Gelenkbeschwerden oder gelenknahen Schwellungen.

Behandlung

Grundsätzlich unterscheidet sich die Behandlung nicht von der im Erwachsenenalter. Medikamente wie Kortison und Immunsuppressiva (siehe Kapitel 15) können (in teilweise lebensbedrohlichen Situationen) rasch eine Besserung bringen und sind in den meisten Fällen vorübergehend oder dauerhaft erforderlich.
Die Therapie bedarf einer sehr intensiven, fachkundigen Überwachung, da sie stets der Erkrankungsaktivität angepaßt werden muß und leider nicht nebenwirkungsarm ist.

Prognose Krankheitsverlauf

Gerade im Kindesalter hat die heutige Therapie den Langzeitverlauf entscheidend verbessert, so daß die meisten jungen Patienten inzwischen eine günstigere Langzeitprognose haben als vor 10 bis 20 Jahren.
Wichtig ist, Krankheitsschübe des SLE von Infektionen zu unterscheiden, da sie eine andere Behandlung erfordern.
Bei unklaren Verschlechterungen und Veränderungen des Krankheitsbildes sollte umgehend ein Arzt aufgesucht werden. Aufgrund des seltenen Krankheitsbildes hat nur eine begrenzte Zahl spezialisierter Kinderärzte Erfahrung in der Betreuung kindlicher und jugendlicher SLE-Patienten. Auch wenn viele Krankheitszeichen im Erwachsenenalter ähnlich sind, erfordert die Kompliziertheit des Lupus erythematodes im Kindesalter eine langjährige Überwachung in vertrauensvoller Kooperation zwischen den betroffenen Kindern und Jugendlichen, den Eltern und den behandelnden Kinderärzten.

SLE des Neugeborenen *(neonataler Lupus)*

Eine besondere Erkrankungsform stellt der SLE des Neugeborenen dar. In der Regel sind die Kinder von Lupus-Patientinnen gesund. Auch gesunde Neugeborene können über einige Monate Träger der typischen Antikörper sein, d.h. es sind zwar Antikörper im Blut zu finden, die von der Mutter übertragen wurden, die Kinder sind aber gesund. Einige Säuglinge entwickeln jedoch vorübergehend auch Zeichen der Erkrankung. Wenn es sich um einen Schmetterlingsausschlag handelt, kann unter Beobachtung abgewartet werden. Wenn innere Organe betroffen sind, wie Herz oder Niere, ist jedoch eine Therapie erforderlich.

Herzrhythmusstörungen bei Ro-Antikörpern

Eine Besonderheit bei dieser Erkrankungsform ist eine Beeinflussung des Herzschlags. Man weiß, daß der normale Herzrhythmus durch sog. Ro-Antikörper gestört werden kann, das Herz schlägt dann langsamer. Bereits in der Schwangerschaft von Ro-positiven Mütter wird durch regelmäßige Untersuchungen eine mögliche Verlangsamung des Herzschlages beim Baby überprüft. Sehr selten kann die medikamentöse Behandlung nicht ausreichen und die Verlangsamung des Herzschlags bestehen bleiben. Diese Neugeborenen werden (evtl. vorübergehend) mit einem Herzschrittmacher versorgt.

Kapitel 13
DAS ANTIPHOSPHOLIPID-SYNDROM

M. Gaubitz

Das Blutgerinnungssystem sorgt beim Menschen dafür, daß das Blut in den Gefäßen flüssig bleibt. Bei Verletzungen dieser Gefäße hilft es aber auch, den Defekt schnell zu schließen. Bei Lupus-Patienten werden Störungen der Blutgerinnung beobachtet.
Dabei kann es sich einerseits um Störungen mit einer vermehrten Gerinnbarkeit des Blutes handeln; dies führt zum Auftreten von Blutgerinnseln in den Blutgefäßen, den Thrombosen. Thrombosen können in den Venen und Arterien von Beinen und Armen, aber auch den Blutgefäßen des Kopfes und des Brust- und Bauchraumes auftreten.
Andererseits kann die Gerinnbarkeit des Blutes auch herabgesetzt sein; hieraus resultieren verlängerte und verstärkte Blutungen bei nur kleinen Verletzungen oder sogar Blutungen ohne erkennbare Ursache, sogenannte spontane Blutungen.

„Lupus Antikoagulans"

1952 beschrieben Forscher bei Lupus-Patienten eine verlängerte Gerinnungszeit, also eine herabgesetzte Gerinnbarkeit bei Laboruntersuchungen. Sie vermuteten einen unbekannten Faktor im Blut von Lupus-Patienten als Ursache der Störung und nannten diesen Faktor „Lupus Antikoagulans".

Antikörper gegen Phospholipide

Im letzten Jahrzehnt fand man heraus, daß viele der Lupus-Patienten mit verlängerter Gerinnungszeit erhöhte Mengen an Antikörpern gegen Phospholipide im Blut haben. Phospholipide sind Fette, die für viele Zellen als Baustoff, besonders der Zellwand, dienen. Außerdem machte man die überraschende Beobachtung, daß bei diesen Patienten mit im Labor verringerter Gerinnbarkeit häufiger Thrombosen, also Folgen einer vermehrten Gerinnbarkeit, auftraten. Dieser scheinbare Gegensatz konnte inzwischen durch komplizierte Gerinnungsuntersuchungen zum Teil erklärt werden.

In der Folge wurden viele Patienten, besonders Lupus-Patienten, darauf untersucht, ob in ihrem Blut die Antikörper gegen Phospholipide erhöht vorhanden waren. Dabei ergab sich, daß Patienten mit erhöhten Antikörpern eine Reihe von gemeinsamen Kennzeichen aufwiesen. Diese Kombination von Symptomen nannte man „Antiphospholipid-Syndrom" oder auch „Anticardiolipin-Syndrom".

Die Symptome des „Antiphospholipid-Syndroms" sind:

Thrombosen

- Thrombosen in Venen und/oder Arterien (diese können in Armen und Beinen, aber auch in sämtlichen anderen Körperteilen wie z.B. Gehirn oder Bauchraum auftreten),

Zu wenig Blutplättchen

- Thrombozytopenie (eine verminderte Zahl von Thrombozyten, also Blutplättchen im Blutbild)

Fehlgeburten

- Fehlgeburten, besonders im mittleren Drittel der Schwangerschaft,

„Schlaganfall"

- Neurologische Symptome wie Krampfanfälle, Durchblutungsstörungen des Gehirns und deren Folgen („Schlaganfall"),
- Hautveränderungen, besonders die sogenannte „Livedo reticularis", eine auffällige girlandenartige Zeichnung der Haut

sowie eine Reihe weiterer, etwas seltenerer Symptome. Dazu gehören Herzklappenveränderungen und Anämie (Blutarmut) durch Zerstörung von roten Blutkörperchen.
Die Diagnose „Antiphospholipid-Syndrom" sollte nur gestellt werden, wenn mindestens zwei der oben genannten Symptome vorhanden sind und gleichzeitig die Konzentration an Phospholipid-Antikörpern deutlich erhöht ist.
Zahlreiche Untersuchungen haben ergeben, daß eine geringe Erhöhung der Phospholipid-Antikörper häufig gefunden wird, sowohl bei Lupus-Patienten als auch bei Patienten mit anderen Erkrankungen. Solch eine geringe Erhöhung geht aber nach heutigem Wissen nicht mit einer vermehrten Neigung zu Thrombosen oder den anderen Symptomen einher. Auch eine starke Erhöhung der Phospholipid-Antikörper muß nicht gleichbedeutend mit dem Auftreten typischer Symptome sein,

viele Menschen mit einer solchen starken Erhöhung hatten nie eine Thrombose und müssen auch in der Zukunft nicht eines der oben genannten Symptome entwickeln.
Im Labor werden heute meist zwei Gruppen von Phospholipid-Antikörpern bestimmt: IgG und IgM. Hierbei handelt es sich um verschiedene Gruppen von Immunglobulinen, also Eiweißstoffen mit Funktionen im Immunsystem. Die IgG-Antikörper haben beim „Antiphospholipid-Syndrom" wohl die größere Bedeutung.

„Falsch positiver Syphilistest"

Oft weisen Lupus-Patienten einen sogenannten „falsch positiven Syphilistest" auf. Diese Patienten leiden dann nicht an Syphilis! Es handelt sich vielmehr um eine methodische Besonderheit einiger Laboruntersuchungen, die zur Erkennung einer Syphilis eingesetzt werden. Bei diesen Tests wird im Reagenz ein Phospholipid zugesetzt, und dieses reagiert dann mit den Antikörpern im Blut der Lupus-Patienten. Diese erklärt den positiven Syphilistest, der als falsch positiv bezeichnet wird, weil diese Patienten nicht an Syphilis erkrankt sind.

Therapie

Wann und wie sollen nun Patienten mit einem „Antiphospholipid-Syndrom" behandelt werden?
Hierüber besteht noch keine endgültige Einigkeit. Allein der Nachweis erhöhter Antikörperkonzentrationen ohne jedes Symptom ist sicher kein Anlaß für eine Behandlung. Eine Behandlung wird nur eingeleitet bei sehr stark erhöhter Antikörperkonzentration und besonders bei Vorliegen von typischen Symptomen in der Vorgeschichte des Patienten wie Thrombosen größerer Gefäße, mehrfache Fehlgeburten oder ein Schlaganfall oder Herzinfarkt in jüngerem Alter ohne eine andere erkennbare Ursache. Die mildeste Form der Behandlung besteht in der Gabe von Acetylsalicylsäure, dem bekannten Schmerzmittel, das auch sehr wirksam Thrombosen verhindert. Wirksamer, aber auch mit einer größeren Gefahr von Nebenwirkungen verbunden ist eine Therapie mit gerinnungshemmenden Substanzen wie Heparin oder Marcumar®. Auch wird über Therapieerfolge mit Kortison berichtet. Nur in besonderen Fällen wird die Gabe von Immunglobulinen in die Vene oder eine Plasmapherese empfohlen werden.

Kapitel 14
Laboruntersuchungen

K. Helmke

Bei der Diagnosesicherung und auch bei der Kontrolle des Krankheitsverlaufes spielen beim SLE – neben der Beobachtung des klinischen Krankheitsverlaufes – Untersuchungen auf Autoantikörper eine wichtige Rolle. Als Autoantikörper (auto = selbst) werden solche Abwehrstoffe bezeichnet, die sich gegen körpereigene Bestandteile richten (siehe auch Kapitel 2). Sie können z.B. gegen Schilddrüsengewebe, gegen bestimmte Eiweiße im Blut, aber auch gegen Zellkerne, wie dies beim SLE der Fall ist, gerichtet sein.

Zellkernantikörper

Der Nachweis von Zellkernantikörpern (antinukleäre Antikörper = ANA) ist wohl der bekannteste und am häufigsten verwandte Test. Hierbei werden Autoantikörper, die sich gegen Bestandteile der Zellkerne richten, nachgewiesen. Die am weitesten verbreitete Nachweismethode ist die „indirekte Immunfluoreszenz". Hierbei wird das Blut des Patienten auf einem Objektträger mit Zellkernen zusammengebracht (inkubiert). Sind Antikörper im Blut vorhanden, binden diese an die Zellkerne. Das übrige Blut wird wieder abgewaschen. Die an den Zellkern gebundenen Antikörper werden anschließend mit fluoreszierenden Anti-Antikörpern sichtbar gemacht und lassen sich unter dem Mikroskop als leuchtende Kerne darstellen (Abb. 14.1).
Solche Antikörper finden sich bei fast allen Patienten mit einem SLE. Sie sind jedoch nicht nur beim systemischen Lupus erythematodes, sondern auch bei anderen Krankheitsbildern (z.B. bei anderen rheumatischen Erkrankungen, bei bestimmten Lebererkrankungen etc.) und generell im Alter häufiger nachweisbar. Heute wissen wir, daß sich unter dem Begriff „antinukleäre Antikörper" mehr als 20 verschiedene Autoantikörper verbergen, die zum Teil auch für andere rheumatologische Krankheitsbilder (z.B. die Systemsklerose oder die Dermato-

myositis o.ä.) charakteristisch sind. Der oben beschriebene Test ist somit nur eine Suchreaktion. Beim Nachweis von antinukleären Antikörpern ist eine weitere Unterscheidung der Autoantikörper für eine genauere Diagnostik notwendig und auch möglich.

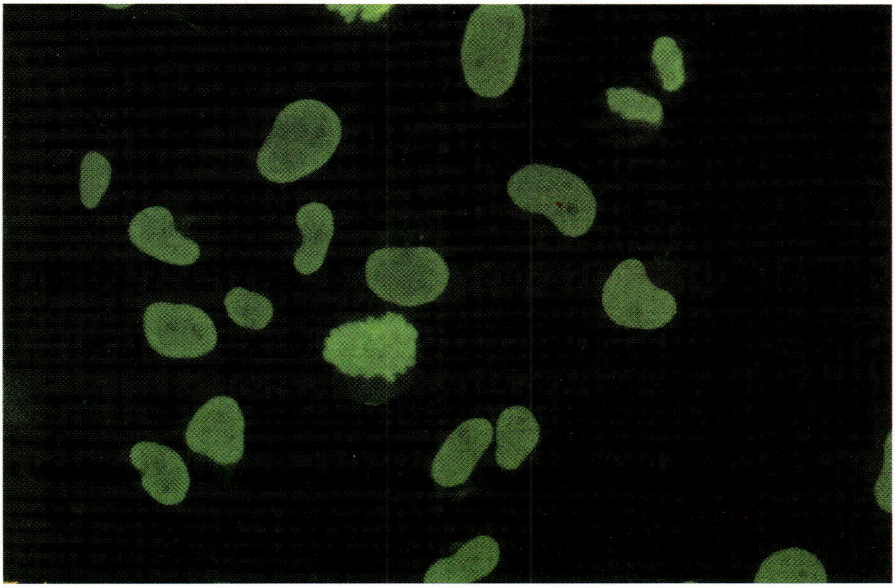

LE-Zellen

Die LE-Zellen sind der erste Nachweis der antinukleären Antikörper gewesen. Dieser Test wurde früher häufig verwandt. Es handelt sich hierbei um spezielle Zellen, die im Blut des SLE-Patienten nachgewiesen werden können. Der Test ist aber nicht so empfindlich wie die heute gebräuchlichen antinukleären Antikörpertests und wird daher nur noch selten verwandt.

Anti-DNS-Antikörper

Diese Antikörper gehören zu den ANA und sind als „Doppelstrang-DNS-Antikörper“ für den SLE charakteristisch. Es lassen sich zwei unterschiedliche Formen dieser DNS-Antikörper nachweisen: Zum einen gerichtet gegen die doppelsträngige gewundene oder „native“ DNS (wie sie im Zellkern vorliegt). Zum anderen finden sich auch Zellkernantikörper, die nur mit einzelnen Strängen dieser DNS reagieren. Dies sind die Antikörper gegen Einzelstrang-DNS oder denaturierte DNS. Beim SLE finden sich Antikörper gegen beide Formen. Die Antikörper gegen die Einzelstrang-DNS lassen sich – anders als die Antikörper gegen die Doppelstrang-DNS – auch bei einer Vielzahl anderer Erkrankungen finden.

Anti-Sm-Antikörper

Die Bezeichnung Sm geht zurück auf den ersten Patienten, bei dem dieser Antikörper nachgewiesen wurde. Auch dieser Antikörper ist fast ausschließlich bei SLE-Patienten nachgewiesen worden. Er findet sich gehäuft bei Patienten mit einer Nierenbeteiligung.

Anti-Ro-Antikörper

Anti-Ro-(SS-A)-Antikörper sind vor allem im Hinblick auf eine Schwangerschaft bzw. Komplikation des Neugeborenen von Bedeutung (siehe auch Kapitel 11, 12). Weiterhin weist dieser auch als SS-A bezeichnete Autoantikörper auf eine mögliche Sonderform des SLE mit Verminderung der Tränen- und Speichelsekretion hin (Sicca-Syndrom, Sjögren-Syndrom).

Phospholipid-Antikörper

(siehe Kapitel 13)

Immunkomplexe

Immunkomplexe setzen sich aus Antikörpern und den von diesen erkannten Stoffen zusammen. Sie werden mit unterschiedlichen Testsystemen nachgewiesen und häufig im Blut von SLE-Patienten gefunden. Wenngleich solche Immunkomplexe als Ursache für Organschäden in Niere, Gehirn und anderen Organen angesehen werden, ist ihr Nachweis im Blut nicht von großer diagnostischer Bedeutung. Sie finden sich auch bei jeder bakteriellen und viralen Infektion, z.B. bei jeder Grippe, da sie wichtiger Bestandteil der normalen Körperabwehr sind. Die immunhistologische Untersuchung von Gewebeproben, z.B. der Niere, aber auch der Haut und Muskulatur ermöglichen den direkten Nachweis von Immunkomplexablagerungen und damit Schädigungen im Bereich dieser Organe.

Serum-Komplement/ Immunglobuline

Das Serum-Komplement besteht aus Eiweißen, die bei den Entzündungsprozessen eine wichtige Rolle spielen (siehe auch Kapitel 2). Ihre Verminderung ist vor allem beim Nierenbefall als ein Indikator der Krankheitsaktivität von Bedeutung. Das gleiche gilt für eine Anstieg der Immunglobuline, die Antikörper unterschiedlicher Art im Blut. Die wichtigsten Immunglobuline werden als IgG, IgA, IgM bezeichnet.

Blutsenkung, CRP

Als allgemeiner Hinweis auf eine Entzündungsaktivität findet sich beim SLE häufig eine hohe Blutkörperchensenkungsgeschwindigkeit (BKS) und ein niedriges C-reaktives Protein (CRP), welches sich bei anderen Krankheitsbildern (wie Infektionen) nicht in gleichem Maße zeigt.

Die o.g. Laboruntersuchungen sind für die Diagnose und Verlaufsbeobachtung des systemischen Lupus erythematodes wichtig und haben wesentlich zur Frühdiagnose und Verbesserung der Prognose der Erkrankung beigetragen. Die Diagnose eines SLE ebenso wie die Beurteilung des Krankheitsverlaufes lassen sich jedoch aus diesen Tests allein nicht ableiten, in jedem Fall muß der klinischen Verlauf, d.h. das Krankheitsbild entscheidend mit einbezogen werden.

Kapitel 15
THERAPIE

M. Schneider

Die Aussichten von SLE-Patienten, mit ihrer Krankheit ein fast normales Leben zu führen, haben sich in den letzten Jahren entscheidend verbessert. Das liegt zum Teil an einer verfeinerten Diagnostik, die heute auch milde Krankheitsverläufe erfaßt. Aber auch Fortschritte in der Therapie haben die Prognose verbessert.
Die Behandlung des SLE muß den vielfältigen Erscheinungsformen der Krankheit wie Hautveränderungen, Gelenkschmerzen oder Fieber anpaßt werden und hängt auch von der Krankheitsaktivität ab. So ist es durchaus möglich, daß SLE-Patienten über längere Zeit keine Medikamente benötigen.
Da wir den SLE bis heute nicht heilen können, ist eine dauernde ärztliche Überwachung der Patienten zwingend erforderlich. Ideal ist eine enge Zusammenarbeit mit einem Arzt, der Erfahrung in Betreuung von SLE-Patienten hat. Der Patient muß mit Hilfe seines Arztes lernen, Veränderungen und Besonderheiten im Krankheitsverlauf richtig zu deuten und einzuschätzen. Die eigenen Erfahrungen im Umgang mit der Krankheit „SLE“ ermöglichen den Betroffenen auf Dauer die Unabhängigkeit für ein normales Leben.

Ernährung / Diät

Viele Patienten mit rheumatischen Krankheiten fragen ihren Arzt: Ist die Krankheit durch eine falsche Ernährung ausgelöst, kann ich mir durch eine Diät helfen? Es gibt keine Hinweise dafür, daß der LE durch eine bestimmte Kost ausgelöst oder verschlechtert wird. Eine generelle Diät für alle LE-Kranken ist deshalb nicht erforderlich. Die Ernährung sollte ausgewogen sein, mit frischem Obst und Gemüse für eine ausreichende Vitaminzufuhr. Nur in Ausnahmen wie bei einer Fettstoffwechselstörung (z.B. unter einer Kortisontherapie) oder bei einer Nierenfunktionsstörung in Folge einer Nierenentzündung durch den LE ist jedoch eine Diät notwen-

dig. Diese muß dann individuell abgestimmt werden.
Alkohol- und Nikotingenuß haben natürlich auch für SLE-Patienten die bekannten Risiken. Bei vielen Kranken ist die Leber als zentrales Stoffwechselorgan schon durch die notwendigen Medikamente sehr belastet, so daß ein zusätzlicher übermäßiger Alkoholkonsum die Gefahr für eine Leberschädigung deutlich vergrößert.

Vermeiden von Sonnenbestrahlung

Bei vielen Patienten besteht, zum Teil schon lange bevor die Krankheit erkannt wird, eine Sonnenempfindlichkeit oder eine Sonnenallergie. UV-Bestrahlung ist neben Streß der bekannteste Auslöser für einen Schub des SLE. Es ist somit ein wesentlicher Teil der Therapie, wenn sich SLE-Patienten vor direkter Sonnenbestrahlung schützen. So wird eine langarmige Bluse oder ein Hut mit breiter Krempe zum „Medikament". Das Gesicht und andere unbedeckte Körperstellen müssen mit einer Sonnencreme oder -milch bedeckt werden, die mindestens einen Lichtschutzfaktor 15 haben sollte. Wie vorsichtig der Patient dann mit der Sonne umgehen muß, hängt von der Stärke der UV-Bestrahlung (hoch: in den Bergen, am Meer; gering: bei bedecktem Himmel) und auch von der Empfindlichkeit des Einzelnen ab. Dabei ist nicht allein auf eine mögliche Hautreaktion zu achten; einige Patienten entwickeln nach Sonnenbestrahlung auch ohne Zeichen an der Haut einen Schub, z.B. mit Fieber.
Sonnenschutzcremes können SLE-Patienten von ihrem Arzt auf einem Rezept verordnet werden, es sind Medikamente!

Allg. Medikamente

Wie andere können auch SLE-Patienten an einer Grippe erkranken, an einem Bluthochdruck leiden oder eine eingeschränkte Leistung ihres Herzens haben. Manches davon kann auch Folge des SLE sein. Diese Krankheiten müssen wie bei Gesunden behandelt werden, um den Körper nicht zusätzlich zu belasten. So ist ein normaler Blutdruck für den Erhalt der Nierenfunktion genauso wichtig wie die Behandlung der Nierenentzündung selbst. Eine nicht behandelte Infektion kann einen SLE-Schub auslösen.

Schubauslösende Medikamente

Von einigen Medikamenten ist bekannt, daß sie den SLE aktivieren oder sogar auslösen können (siehe Kapitel 20). Nicht jeder SLE-Patient wird auf jedes dieser Medikamente reagieren. Trotzdem sollten alle SLE-Patienten auf diese Medikamente verzichten, wenn dies möglich ist, weil gleichwertige andere Medikamente ohne Risiko eingenommen werden können. Dadurch kann ein Schub vermieden werden!

Nur für einige, wenige Krankheiten stehen keine risikofreien Medikamente zur Verfügung. Dies gilt z.B. für die Behandlung von Krampfanfällen. Bei der Behandlung eines Krampfleidens muß man deshalb leider immer ein geringes Risiko einer Krankheitsverschlechterung eingehen. Trotzdem muß man behandeln, denn die Gefahr einer Hirnschädigung durch einen neuen Krampfanfall ist sicher größer als das Risiko einer Krankheitsaktivierung.

Bei der Behandlung von SLE-Patienten müssen somit für jedes erstmalig eingenommene Medikament noch sorgfältiger als bei Gesunden Nutzen und Risiken geprüft werden. Das gilt für **jedes Medikament!** Ein SLE-Patient darf nie ein Medikament erneut einnehmen, das schon einmal einen Schub bei ihm ausgelöst hat!

Die „Pille“

Frauen erkranken viel häufiger an einem SLE als Männer. Eine Ursache dafür sind wohl weibliche Geschlechtshormone, sogenannte Östrogene. Östrogene sind ein wesentlicher Bestandteil der „Pille“. Ihre Einnahme kann die Krankheit aktivieren; diese Form der Schwangerschaftsverhütung muß für SLE-Patientinnen daher sehr sorgfältig erwogen werden. Die Familienplanung ohne orale Antikonzeption wird nicht selten durch einen unregelmäßigen Zyklus erschwert; eine „Spirale“ wird wegen der möglichen Infektionsgefahr nur ungern eingesetzt. Um die ohnehin nicht selten strapazierte Partnerschaftsbeziehung von SLE-Patientinnen nicht noch weiter zu belasten, wird man daher manchmal doch die „Pille“ einsetzen. Dann wird man ein Präparat mit möglichst niedrigem Östrogengehalt wählen. Die Hormoneinnahme sollte in einer stabilen Krankheitsphase begonnen werden, um ungünstige Einflüsse auf den Krankheitsverlauf sicher erfassen zu können. Zum Glück vertragen viele SLE-Patientinnen die „Pille“ gut. Patientin-

nen mit einer Thromboseneigung und Raucherinnen sollten aber in jedem Fall auf sie verzichten.
In der Behandlung der Osteoporose (=Knochenerweichung) sollte bei SLE-Patientinnen auf die Anwendung von Östrogenen verzichtet werden.

Medikamentöse Therapie des SLE

Die Diagnose „Lupus erythematodes“ allein ist kein Grund für eine medikamentöse Therapie! Eine Notwendigkeit zur Therapie und die Art der Behandlung ergeben sich aus den Krankheitserscheinungen wie Gelenkschmerzen, Fieber, Hautreaktionen und Organbeteiligungen. Der Erfolg der Behandlung hängt dabei wesentlich vom frühzeitigen Erkennen einer Krankheitsaktivierung und einer Organveränderung ab.

Die Therapie des SLE stützt sich im wesentlichen auf vier Gruppen von Medikamenten:

- **Nichtsteroidale Antirheumatika** (abgekürzt: NSAR, „Rheumamittel“; Medikamente wie Diclofenac (z.B. Allvoran®, Diclophlogont®, Voltaren®), Ibuprofen (z.B. Anco®, Brufen®, Dolgit®), Acetylsalicylsäure (z.B. Aspirin®, ASS®) oder Indometacin (z.B. Amuno®, Indo-Phlogont®)),
- **Antimalariamittel,**
- **Steroide („Kortison“)**
- **Immunsuppressiva.**

Medikamente aus diesen vier Gruppen können auch in Kombination eingesetzt werden; dies verbessert häufig den Therapieerfolg bei gleichzeitig niedriger Dosierung des einzelnen Medikaments.

„Rheumamittel“

Nichtsteroidale Antirheumatika (NSAR) wirken schmerzlindernd und entzündungshemmend. Sie werden deshalb bei Schmerzen und Schwellungen der Gelenke eingesetzt, auch Fieber und Gliederschmerzen können gelindert werden. Vielen Patienten helfen die NSAR sogar bei schmerzhaften Entzündungen des Rippenfells, die unbehandelt den Betroffenen das tiefe Einatmen fast unmöglich machen können. Auch Herzbeutelentzündungen und Reizungen des Bauchfells können mit NSAR behandelt werden.
Welches der zahlreichen NSAR am besten hilft, muß jeder Patient für sich selbst erfahren. Besonders lang wirksame NSAR (Felden®, Liman® und Tilcotil®) sollten SLE-Patienten aber nur in Ausnah-

mefällen einnehmen, weil diese das Risiko für eine Sonnenempfindlichkeit erhöhen. Da alle NSAR die Ausscheidungsfunktion der Niere verschlechtern können, dürfen Patienten mit einem Nierenschaden nur unter strenger Kontrolle NSAR einnehmen.

Antimalariamittel

Hydroxychloroquin (Quensyl®) und Chloroquin (Resochin®) haben sich vor allem in der Behandlung von Hautveränderungen und Gelenkentzündungen beim diskoiden und systemischen SLE bewährt. Diese Wirkstoffe gehören zu den Hauptsäulen der Therapie von SLE-Patienten. Das hat zwei wesentliche Gründe:

1. Antimalariamittel können SLE-Schübe verhindern und den Patienten damit vor Folgeschäden der Krankheit schützen. Ein frühzeitiger Einsatz kann nicht nur Gelenkschmerzen und Hauterscheinungen lindern, sondern auch Müdigkeit, Abgeschlagenheit und verminderte Leistungsfähigkeit verbessern.
2. Antimalariamittel haben von allen beim LE verwendeten Medikamenten das **geringste Risiko für eine Nebenwirkung!** Die bekannteste, die Ablagerungen an der Netzhaut des Auges, ist sehr selten. Unter **regelmäßiger augenärztlicher Kontrolle** – etwa alle 3 bis 6 Monate – können bleibende Schäden sicher verhindert werden und diese Medikamente über viele Jahre hilfreich sein.

Eine langfristige Behandlung mit Chloroquin oder Hydroxychloroquin macht es vielen Patienten möglich, die benötigte Kortisonmenge auf Dauer deutlich zu verringern oder auf Kortison ganz zu verzichten. Dies schützt die Kranken vor den Folgen einer langfristigen hochdosierten Kortisonbehandlung. Ein Nachteil in der Behandlung mit Antimalariamitteln ist, daß sie erst nach 3 bis 6 Monaten optimal wirksam wird. Diese Zeit muß mit anderen Medikamenten (z.B. „Rheumamitteln“, Kortison) überbrückt werden.

Kortison ...

Es gibt kaum eine Behandlung, die mit mehr Vorurteilen verbunden ist als eine Kortisontherapie. Kortison (auch genannt: Steroide, Korticosteroide, Glucokorticoide) hilft sicher vielen Patienten, für einige ist es sogar lebensrettend; aber nicht alle brauchen Kortison, schon gar nicht immer!

In Akutsituationen – im SLE-Schub – ist eine Kortisonbehandlung sehr oft notwendig, es können damit lebensbedrohliche Situationen verhindert werden: z.B. bei Entzündungen an Herz, Gehirn, Nieren oder anderen Organen. Die erforderliche Kortisondosis hängt dabei von den vorhandenen Krankheitszeichen ab. Zu Beginn der Behandlung gibt man die höchste Dosis; die täglich eingenommene Kortisonmenge wird dann langsam (über Wochen!) wieder vermindert. Das ist wichtig, damit es nicht sofort zu einem erneuten Krankheitsschub kommt.

... Nebenwirkungen

Die Vorurteile gegen eine Kortisontherapie ergeben sich aus der Angst vor den Nebenwirkungen. Eine zunehmende Gesichtsfülle und eine Gewichtszunahme können in Akutsituationen nicht immer vermieden werden. Das „Vollmondgesicht“ unter einer Kortisontherapie geht nach Absetzen des Medikaments aber sicher wieder weg. Eine übermäßige Gewichtszunahme läßt sich verhindern, wenn man den durch das Kortison hervorgerufenen Heißhunger nicht immer stillt.
Nur wenn Kortison über lange Zeit in hohen Dosen eingenommen wird, sind Dauerschäden wie Knochenerweichung (Osteoporose), Gefäßbrüchigkeit, grauer Star, Zucker und eine erhöhte Infektanfälligkeit zu befürchten. Deshalb muß nach einer ausreichend langen Behandlungszeit immer versucht werden, die Kortisontherapie zu beenden – eine Kortisontherapie soll **nie Dauertherapie** sein!
Gelingt es über lange Zeit nicht, die tägliche Kortisonmenge entscheidend zu verringern, können „Rheumamittel“ und Antimalariamittel helfen. Läßt sich auch damit eine Kortisondauertherapie nicht verhindern, weil die Krankheit immer wieder aktiv wird, ist möglicherweise eine immunsuppressive Therapie notwendig.

Immunsuppressive Medikamente

Ziel einer immunsuppressiven Behandlung ist es, das vermehrt arbeitende Abwehrsystem (= Immunsystem) der SLE-Kranken zu bremsen (=supprimieren). Medikamente, die so wirken, werden als Immunsuppressiva bezeichnet. Das sind Medikamente wie Azathioprin (Imurek®), Cyclophosphamid (Endoxan®), Cyclosporin (Sandimmun®) und Methotrexat (MTX Lederle®). Vor allem bei SLE-bedingten Entzündungen an Herz, Lunge, Niere oder Gehirn werden diese Medikamente eingesetzt. Es handelt sich um eine Langzeitbehandlung, in Tablettenform setzt die Wirkung der Immunsuppressiva erst nach zwei bis vier Monaten ein. In akuten Krankheitssituationen muß deshalb bis zum Wirkungseintritt z.B. mit Kortison behandelt werden. Bei drohendem Organversagen, z.B. der Niere, versucht man durch eine Infusion einer größeren Cyclophosphamid-Menge den Wirkungseintritt zu beschleunigen.

Die Behandlung mit Immunsuppressiva hat entscheidenden Anteil an der verbesserten Lebensqualität und -erwartung der SLE-Patienten. Diese Medikamente helfen die Funktion lebenswichtiger Organe zu erhalten, für einige Patienten sind sie lebensrettend. Wie alle Medikamente haben Immunsuppressiva mögliche Nebenwirkungen, selten kann sogar die Entwicklung eines Tumors begünstigt werden. Notwendigkeit und Nutzen einer solchen Behandlung müssen deshalb immer wieder neu überprüft werden. Die Patienten müssen regelmäßig auf mögliche Nebenwirkungen untersucht werden, die zumeist Blutzellen, Leber oder Nieren betreffen. Weil diese Veränderungen von den Patienten selbst erst sehr spät bemerkt werden, sind regelmäßige Blutuntersuchungen zum Schutz der Patienten notwendig.

Ergänzende Therapieformen

Andere Therapieformen als die genannten Rheuma- und Antimalariamittel, Kortison und Immunsuppressiva sind in der Behandlung von SLE-Patienten nur sehr selten wirklich erforderlich. In Akutsituationen hat sich als Ergänzung die **Plasmapheresebehandlung** bewährt.

Bei der Plasmapherese wird Blut aus einer Vene entnommen und außerhalb des Körpers in Plasma (=Blutflüssigkeit) und Blutzellen getrennt. Das Plasma wird verworfen, die wichtigen Blutzellen werden dem Patienten in einem Ersatzplasma zurückgegeben. Wird durch eine Immunsuppression die Neubildung von Antikörpern verhindert, können mit Hilfe der Plasmapherese bereits gebildete Antikörper aus dem Blut entfernt werden. Die Plasmapherese ist kein Ersatz für eine immunsuppressive Therapie, sondern stellt eine Ergänzung dar. Beide Therapieformen sollten miteinander kombiniert werden.

Darüber hinaus gibt es einige neue Therapieansätze, die versuchen, die gestörte Funktion des Immunsystems beim SLE-Patienten zu normalisieren. Ihre Wirksamkeit ist aber noch nicht ausreichend geprüft, so daß eine Anwendung (noch) nicht generell empfohlen werden kann.

Fazit

Bei den meisten SLE-Patienten können mit den hier beschriebenen Therapieformen starke Einschränkungen der Lebensqualität oder der Verlust wichtiger Organfunktionen fast immer verhindert werden. In einer engen Zusammenarbeit zwischen Patient und Arzt können Schübe des SLE und Entzündungen an Organen rechtzeitig erkannt und behandelt werden. Da viele Organbeteiligungen erst spät, häufig zu spät, vom Patienten selbst bemerkt werden, sind regelmäßige ärztliche Kontrollen zwingend erforderlich. Darüber hinaus sollten sich die Patienten bei jeder wesentlichen Verschlechterung des Gesundheitszustandes mit ihrem Arzt beraten.

KAPITEL 16

KRANKHEITS- UND THERAPIE-ÜBERWACHUNG

Ch. Specker und H.-J. Lakomek

Warum Krankheits- und Therapie-überwachung?

Der Verlauf des systemischen Lupus erythematodes ist bei jedem Patienten unterschiedlich und oft schubweise. Die notwendige Therapie birgt das Risiko von Nebenwirkungen. Eine regelmäßige Überwachung des Krankheitsverlaufes und der jeweils durchgeführten Therapie ist erforderlich. Diese ist von der Aktivität der Erkrankung und der Art der Therapie abhängig. Dabei ist es wichtig, daß der Patient selbst und der Arzt rechtzeitig eine Veränderung im Krankheitsverlauf erkennen, um durch eine entsprechende Behandlung eine Schädigung des Patienten (sei es durch die Erkrankung selbst oder aber auch durch deren Therapie) zu verhindern.

Zeichen der Krankheitsaktivität

Die Symptome, die dem Patient selbst auffallen und Anlaß geben sollten, den Arzt aufzusuchen, sind:

- eine Zunahme von **Müdigkeit** und **Abgeschlagenheit**,
- ein Neuauftreten von **Gelenk-** und **Muskelschmerzen**, wenn sie für länger als einige Tage andauern und nicht unmittelbar mit einer Belastung in Beziehung stehen,
- akute **Hautveränderungen**,
- **Fieber** (über 38 °C für länger als 3 Tage),
- **akute Schmerzen in der Brust**, die das Atmen behindern,
- **Herzrasen, Atemnot**,
- **Empfindungsstörungen, Sehstörungen, Kopfschmerzen** und **Krampfanfälle**

Dem Arzt können dann weitere Änderungen des körperlichen Untersuchungsbefundes und der Blutwerte einen eventuellen Krankheitsschub anzeigen.

Aktivitätsparameter im Blut

Dies sind z.B. neben einer Erhöhung der Blutsenkung (BSG) und häufig zu findenden Veränderungen des Blutbildes (z.B. Anämie) die sog. ds-DNS-Antikörper und die Komplementfaktoren, da diese häufig (aber nicht immer) die Aktivität des Lupus

widerspiegeln. Wichtig ist es aber vor allen Dingen, durch die körperliche Untersuchung und entsprechende weitere Blutuntersuchungen, **Anzeichen für eine Organbeteiligung** festzustellen bzw. auszuschließen.
Bei jeder Kontrolluntersuchung stellt der Arzt somit die aktuelle Aktivität der Erkrankung fest. Danach muß der betreuende Arzt jedesmal entscheiden, ob die aktuelle Therapie ausreichend ist oder ob die derzeitige Aktivität der Erkrankung nicht eine Reduktion der derzeitigen Therapie erlaubt (Grundsatz: So viel wie nötig, so wenig wie möglich!).
Je nach Aktivität der Erkrankung und je nach der hiervon abhängigen Therapie muß die Überwachung von SLE-Patienten mehr oder weniger engmaschig sein.

Keine oder geringe Krankheitsaktivität

Bei Patienten ohne oder mit geringer Krankheitsaktivität reichen im allgemeinen halbjährliche bis jährliche Kontrolluntersuchungen, insbesondere wenn keine medikamentöse Dauertherapie notwendig ist. Der Patient sollte aber über die Symptome der Erkrankung aufgeklärt sein, vor allem über solche Zeichen, die auf einen „Schub" des LE hinweisen (siehe oben), damit er dann kurzfristig den Arzt aufsuchen kann.

Mittlere Krankheitsaktivität

Patienten ohne Organbeteiligung, die aber unter einer Therapie mit zum Beispiel Chloroquin und/oder geringen Kortisonmengen stehen, sollten etwas häufiger (ca. in 3 – 4monatigen Abständen) zur Kontrolluntersuchung kommen, bei Besonderheiten (siehe oben) natürlich auch eher. Wichtig ist es, die entsprechenden augenärztlichen Kontrolluntersuchungen unter einer Chloroquin-Therapie einzuhalten!

Hohe Krankheitsaktivität

Patienten mit einer Beteiligung lebenswichtiger Organe werden je nach Schwere und Verlauf mit unterschiedlichen „Immunsuppressiva" (siehe Kapitel 15) und Kortison behandelt. Bei diesen Patienten sind wöchentliche bis monatliche Kontrolluntersuchungen zur Überprüfung der Aktivität der Erkrankung notwendig, auch eine mögliche Schädigung durch die Therapie muß erfaßt werden. Im Einzelfall kann es schwierig sein, zwischen krankheitsbedingten Symptomen und Nebenwirkungen der Therapie zu unterscheiden. So kann zum Beispiel neu aufgetretenes Fieber durch einen „Schub“ des Lupus bedingt sein oder aber auch durch eine Infektion, die durch die Therapie begünstigt wurde.

Zusammenfassung

Die „Kontrolle“ der Krankheit Lupus erythematodes und insbesondere seiner Therapie ist komplex. Neben der für die Krankheitsüberwachung ärztlichen Erfahrung ist vor allem die Information des Patienten über seine Erkrankung von entscheidender Bedeutung. Hierbei muß aber vor einer gesteigerten Selbstbeobachtung gewarnt werden. Auch ein Lupus-Patient kann einmal eine normale Erkältung durchmachen, hat schon einmal Kopfschmerzen oder eine Magenverstimmung. Der Patient muß Art, Schwere und Dauer seiner Beschwerden beurteilen lernen. Treten Zeichen einer Krankheitsaktivität auf, soll er seinen Arzt aufsuchen, der die entsprechenden notwendigen Untersuchungen durchführen bzw. veranlassen kann.

Kapitel 17

Psychosoziale Folgen und Angebote psychologischer Unterstützung

U. Meusling

Durch den SLE kann es zu weitreichenden Veränderungen im Leben der Betroffenen kommen. Häufig werden sie gezwungen, ihr Leben umzugestalten. Dies wirkt sich auf das seelische (oder: „psychische") Befinden der Patienten aus.
Psychologische Unterstützung kann in solchen Fällen hilfreich sein, um damit besser umgehen zu lernen.

Mit welchen Schwierigkeiten im Umgang mit anderen haben SLE-Betroffene zu kämpfen?

Einschränkungen bei vielen Tätigkeiten und eine allgemein geringere Belastbarkeit durch den SLE können im Zusammenleben mit anderen zu Problemen führen.

Unverständnis der Umwelt

„Gesund" auszusehen, aber sich trotzdem schwach und krank zu fühlen, ist der Familie, Freunden und Kollegen nur schwer zu erklären.
An einem Tag fast alles und am nächsten Tag nichts machen zu können, solche Schwankungen im Befinden können andere sich nicht vorstellen.

Lebensplanung

Früher angestrebte Lebensziele können nicht mehr verfolgt werden oder erscheinen nicht mehr wichtig. Für die Zukunft zu planen, erscheint überhaupt schwieriger: was morgen wird, ist ungewiß.

Partnerschaft/Familie

Der Partner bzw. die Familie werden mehr belastet und eingeschränkt, was zu Spannungen in der Partnerschaft und im Familienleben führen kann. Konfliktpunkte können Hausarbeit, Freizeitaktivitäten und Urlaubsplanung oder auch Probleme im sexuellen Bereich sein.

Soziale Aktivitäten

Im Umgang und bei Unternehmungen mit Freunden und Bekannten kann es zu Einschränkungen bis hin zum Verlust von Freunden kommen.

Welche psychischen Folgen kann der LE haben?

Die Krankheit und die oben geschilderten Einschränkungen und Schwierigkeiten wirken sich auf die Stimmung aus.

– Stimmungen/
– Selbsteinschätzung

Grundlose Stimmungsschwankungen von einem Tag zum anderen mit Reizbarkeit oder Niedergeschlagenheit und grundlosem Weinen sind sehr häufig und oft unkontrollierbar.
Eine niedergedrückte Stimmung über längere Zeiträume hinweg kann ebenfalls die Folge sein.
Eine andauernd erhöhte Reizbarkeit findet sich vor allem häufig in Phasen mit starken Schmerzen oder kurz nach der Diagnose des SLE.
Was wird aus der Erkrankung? Wie sieht meine Zukunft aus? Werde ich weiter arbeiten können? Finde ich einen Partner, der mich und meine Erkrankung verstehen kann? Diese und viele andere Ängste begleiten viele Erkrankte.
Manche SLE-Patienten sind mit sich oder Teilen ihrer Person unzufrieden, was nicht selten auch die äußere Erscheinung betrifft.

Welche psychologische Unterstützung ist möglich?

Schmerzbewältigungstraining

Gezielt bezogen auf ein Symptom des LE – den Schmerz – sind Schmerzbewältigungstrainings. Wenn man sich den Schmerzen ausgeliefert fühlt oder sich auf sie konzentriert, beeinflußt das Erleben der Schmerzen genauso, als wenn man sich ablenkt oder die Schmerzen aktiv bekämpft. Schmerzen werden von Zeit zu Zeit anders beurteilt: Die gleichen Schmerzen sind manchmal schwerer und manchmal leichter zu ertragen.
Diesen Umstand nutzen Trainings zur Schmerzbewältigung. Durch verschiedene Techniken werden das Erleben von Schmerzen und ihre Stärke beeinflußt. Vermittelt werden entweder eine Schmerzbewältigungstechnik oder die Verbindung verschiedener Techniken im Zeitraum von ungefähr 6-12 Sitzungen.

– Techniken zur Schmerzbewältigung

Am häufigsten werden dabei verschiedene Methoden der Entspannung angewandt: progressive Muskelentspannung, autogenes Training, Yoga und Meditation. Kognitiv-verhaltenstherapeutische Verfah-

ren und Hypnose sind weitere Verfahren zur psychologischen Schmerzbehandlung.
Psychologische Unterstützung ist aber auch hilfreich, um die psychischen Auswirkungen des LE zu verringern und mit Veränderungen im alltäglichen Leben besser umgehen zu lernen.

Trainingsseminare für chronisch Kranke

Es gibt spezielle psychologische Gruppentrainingsmöglichkeiten für Patienten mit chronischen Erkrankungen. Diese Gruppen sind zumeist auf einen kurzen Zeitraum begrenzt (ca. 20 Stunden) und auf einen Themenbereich (zum Beispiel Schmerzbewältigung) bezogen.

Allgemeine Gruppenangebote

Desweiteren gibt es eine Vielfalt von Gruppen, die sich nicht speziell an chronisch Kranke wenden, von denen aber auch SLE-Betroffene – je nach ihren individuellen Problemen – profitieren können. Hier sind als Beispiele Entspannungskurse und auch Selbstsicherheitstrainings zu nennen.

Einzelgespräche

Einige Psychotherapeuten bieten auch Einzelgespräche an, die sich speziell auf die Probleme von körperlich Kranken beziehen, so Psychologen in Kurkliniken und in manchen Krankenhäusern sowie niedergelassene Psychologen.
Bei weitreichenden Problemen sind solche Einzelgespräche empfehlenswert – dann in der Regel bei einem niedergelassenen Psychologen -, da sich solche Gespräche zumeist über einen längeren Zeitraum erstrecken müssen.

Neben diesen Formen psychologischer Unterstützung sind hier auch Angebote von selbst Betroffenen zu nennen.

Selbsthilfegruppen

Vielfältige Unterstützung im Umgang mit dem SLE sowie eine Möglichkeit zum Erfahrungsaustausch mit anderen Betroffenen bieten SLE-Selbsthilfegruppen. Diese Gruppen sind von Patienten organisiert und bestehen in der Regel ausschließlich aus Betroffenen und deren Angehörigen.

Wie kommt man zu psychologischer Unterstützung?

Kurkliniken/Allgemeinkrankenhäuser

In Kurkliniken und Allgemeinkrankenhäusern ist dies am einfachsten: durch Nachfragen, z.B. beim behandelnden Arzt.

Volkshochschule/ Bildungseinrichtungen/Krankenkassen

Psychologische Gruppenangebote sowohl zu erkrankungsbezogenen Themen als auch zu erkrankungsunabhängigen Themen sind bei der Volkshochschule (VHS) sowie anderen Bildungseinrichtungen zu finden. Zu gesundheitsbezogenen Themen gibt es auch spezielle Angebote der Krankenkassen.

Psychotherapeutenadressen

Eine Liste der Psychotherapeuten in der Nähe des Wohnortes ist bei der eigenen Krankenkasse erhältlich. Weitere Hinweise auf Gruppenangebote für chronisch Kranke sowie Psychotherapeuten kann schließlich häufig auch der behandelnde Arzt geben.

KAPITEL 18
REHABILITATION

J. Lohmann

Im Krankheitsverlauf des systemischen Lupus erythematodes (SLE) kommt es nahezu ausnahmslos zu Gelenkschmerzen, bei einem Teil der Patienten auch zu wiederkehrenden Gelenkentzündungen, auch mit Ergußbildungen. Die häufig geklagten Schmerzen am Bewegungsapparat können durch diese besondere Art der Gelenkbeteiligung, aber auch durch eine Beteiligung der Muskulatur und der Sehnen bedingt sein. Selten liegt den Beschwerden eine eigenständige, den SLE begleitende Muskelentzündung (Myopathie) zu Grunde. Die Beschwerden an der Muskulatur können auch Folge einer langzeitigen hochdosierten Kortisonmedikation sein.

Allgemeines

Diese Zusammenhänge zu erkennen und therapeutisch anzugehen, ist eines der Ziele der klinischen Rehabilitation (Wiederherstellung). Die Behandlungen beruhen vor allem auf äußeren Anwendungsmöglichkeiten, vor allem durch Naturheilstoffe (Schwefelmineralbäder, Thermalsolebäder, Mooranwendungen), Krankengymnastik und Elektrotherapie.

Bäder

Neben diesen klassischen Zielsetzungen einer Rehabilitation („Kur“) lassen sich oft auch die Hautveränderungen bei einem LE mit äußeren Anwendungen günstig beeinflussen. Diese sog. balneophysikalischen Maßnahmen haben den großen Vorteil, daß sie ausgesprochen nebenwirkungsarm sind. Bisherige Erfahrungen haben gezeigt, daß Hautveränderungen (z.B. die Schmetterlingsflechte) durch die Anwendung mit Schwefelbädern oft gelindert werden.

Wissenschaftliche Untersuchungen haben konkrete Hinweise erbracht, daß Schwefel eine immunhemmende Eigenschaft auf die Haut entfaltet. Ob dieses auch für den gesamten Körper gilt, ist noch unklar.

Schwefelbäder haben generell eine beruhigende Wirkung auf entzündlich bedingte Hautveränderungen. Selten gibt es dabei allergische Reaktionen an der Haut nach Anwendung von Schwefel. Diese Art der Nebenwirkung ist zudem harmlos und leicht zu erkennen.

Trotz des geringen Risikos für Nebenwirkungen ist vor jeder physikalisch-balneologischen Maßnahme eine genaue Kenntnis des bisherigen Krankheitsverlaufes und eine aktuelle körperliche Untersuchung notwendig. Besonders die Herz-Kreislaufsituation und die Lungenfunktion müssen im Hinblick auf die Belastbarkeit beurteilt werden. Bei Patienten mit einer Gehirnbeteiligung bedarf es einer besonderen personellen Kontrolle während der laufenden Behandlung. Der Grad der Ermüdbarkeit muß unter der Behandlung gleichfalls ärztlich beurteilt werden, so sind besonders anfangs Puls- und Blutdruckkontrollen während und nach den Anwendungen sinnvoll. Ein evtl. bestehendes Thromboserisiko muß vorab beurteilt werden.

Möglichkeiten der internistisch-rheumatologischen Rehabilitation, die sich beim systemischen Lupus erythematodes bewährt haben, sind:

Trockengymnastik und Gymnastik im Bewegungsbad

- **Ziele:**
  leichterer Bewegungsablauf, muskuläre Entspannung
- **besondere Einsatzgebiete:**
  Osteoporose, Raynaud-Syndrom.

Schwefelmineralbäder

- **Ziele:**
  beruhigende Wirkung auf die Haut, muskuläre Entspannung
- **besondere Einsatzgebiete:**
  Verbesserung von Wundheilungsstörungen, günstig bei Durchblutungsstörungen – besonders Raynaud-Syndrom
- **Einschränkungen:**
  schwerwiegende Herzerkrankungen.

Moorkneten/-treten

- **Ziele:**
  Durchblutungsförderung
- **besondere Einsatzgebiete:**
  schwerwiegendes Raynaud-Syndrom, Sehnenverkürzungen an den Fingern.

Schlingentischtherapie

- **Ziele:**
  gezielte Krankengymnastik,
- **besondere Einsatzgebiete:**
  bei schwerwiegender Funktionseinschränkung der Schultergelenke, Entspannungsübungen für die Wirbelsäule, Muskelaufbautraining.

Elektrotherapie

- **Ziele:**
  Gleichstrom, Hochfrequenzströme oder Ultraschall bei Sehnenansatzschmerzen,
- **besondere Einsatzgebiete:**
  Knorpelschäden im Bereich von Gelenken.

Kryotherapie
(Kältebehandlung)

- **besondere Einsatzgebiete:**
  in milder Form bei akuten Gelenkentzündungen (gekühltes Moor, Kaltluft, Stickstoff)
- **Einschränkungen:**
  Eispackungen an Hand- und Fingergelenken sind eher ungünstig.

Alle Behandlungsmaßnahmen müssen individuell auf den einzelnen Patienten abgestimmt sein, dies gilt für die richtige Temperaturauswahl und die Dauer der Behandlung.
Eines der Ziele einer stationären Rehabilitation ist das Vermitteln von Lerneffekten sowie konkreter persönlicher Erfahrung mit den Behandlungsformen. So ist es gerade beim SLE ganz wesentlich, zur Verhinderung von Haltungsschwächen und zur Linderung der rheumatischen Beschwerden ein entsprechend den unter stationären Bedingungen gemachten Erfahrungen angepaßtes ambulantes Behandlungskonzept weiterzuführen. Eine besondere Bedeutung kommt dabei der Krankengymnastik zu. So ist es eine der Aufgaben von Rehabilitationskliniken, Patienten nach akuten Krankheitsschüben im Rahmen von Anschlußheilbehandlungen die Überleitung in das häusliche Leben zu erleichtern. In diesem Zusammenhang ist auch eine psychologische Betreuung der Patienten in Form von Einzelgesprächen und in krankheitsorientierten Gruppengesprächen wichtig, mit dem Ziel der Krankheitsbewältigung und besonders auch der Lebensplanung (Familie, Arbeitsplatz, Urlaub etc.) (siehe Kapitel 17). Vor einer stationären Rehabilitationsmaßnahme sollte geprüft werden, ob die Ziele, die hier angestrebt werden, sinnvoll erreicht werden können.

KAPITEL 19
MISCHKOLLAGENOSEN

K. Pirner

Bei vielen SLE-Patienten vergehen bis zur endgültigen Benennung ihrer Erkrankung mehrere Jahre. Dies hängt damit zusammen, daß die Erkrankung mit vielfältigen Symptomen wie z.B. Gelenkschmerzen, Hautveränderungen, trockene Augen, trockener Mund, Schmerzen und Verfärbung der Finger und Zehen oder Muskelschmerzen auftritt.
Diese Krankheitszeichen finden sich auch bei anderen rheumatischen Erkrankungen. So sind beispielsweise Gelenkschmerzen typisch für eine chronische Polyarthritis, ein trockener Mund kann bei der chronischen Polyarthritis, jedoch auch bei anderen Erkrankungen aus dem rheumatischen Formenkreis, wie beim Sjögren-Syndrom, auftreten. Im Laufe der Monate werden von Patient und Arzt klinische Beschwerden und Befunde wie Mosaiksteine aneinandergereiht, bis eine definitive Diagnosestellung möglich ist.
Wie der SLE sind auch andere rheumatische Erkrankungen durch Diagnosekriterien definiert. Die Diagnose SLE kann gestellt werden, wenn zumindest 4 von 11 vorgegebenen klinischen und laborchemischen Kriterien erfüllt sind (siehe Kapitel 4), jedoch überlappen sich klinische und laborchemische Befunde verschiedener rheumatischer Erkrankungen.

Zu Beginn

Häufig finden sich besonders in den ersten Jahren nach Ausbruch der Erkrankung bei den Patienten einzelne Kriterien, die die Diagnose SLE wahrscheinlich machen, aber auch Befunde, die **überlappend** sowohl beim SLE als auch bei der chronischen Polyarthritis vorkommen. Die Diagnose „Verdacht auf Mischkollagenose, möglicherweise beginnender SLE oder beginnende chronische Polyarthritis" wird gestellt. Die Übergänge „SLE" – „Mischkollagenose" – „andere rheumatische Erkrankung" sind fließend.

Die Behandlung rheumatischer Erkrankungen erfolgt im Rahmen eines gemeinsamen Konzeptes sehr individuell, das heißt, dem Beschwerdebild des Patienten im Zusammenhang mit seinen Befunden angepaßt (siehe Kapitel 15). Es ergeben sich also für den/die SLE-Patienten keine Nachteile, wenn bei Ihnen für zwei Jahre zunächst die Diagnose „Mischkollagenose“ besteht.

Organbeteiligung

Bei einer Gruppe von Patienten kommt es nicht zur Ausbildung eines SLE oder einer anderen rheumatischen Erkrankung. Dies sind die Patienten mit der endgültigen Diagnose Mischkollagenose. Diese Patienten haben selten eine Nierenbeteiligung, eine Beteiligung des Nervensystems oder des Herzens, und wenn, dann meist in milder Form. Vorherrschend ist bei dieser Patientengruppe die Gelenkbeteiligung.

Gelenkschmerzen und -schwellungen

Bei der ersten Vorstellung bei einem Rheumatologen haben die meisten der SLE-Patienten Gelenkbeschwerden. Gelenkbeschwerden sind jedoch das Symptom, das allen rheumatischen Erkrankungen gemeinsam ist. Die endgültige Entscheidung, ob es sich um Gelenkbeschwerden im Rahmen eines SLE, einer Mischkollagenose oder einer anderen rheumatischen Erkrankung handelt, kann letztlich erst nach einem mehrmonatigen oder mehrjährigen Verlauf entschieden werden. Typischerweise bildet der SLE-Patient im Gegensatz zum Patienten mit chronischer Polyarthritis oder Mischkollagenose keine Gelenkveränderungen aus, die im Röntgenbild zu sichtbaren Knochendefekten führen (siehe Kapitel 6). Beim SLE ist vor allem der Stütz- und Bandapparat der Gelenke entzündlich verändert. Rein äußerlich zeigen sich diese Veränderungen jedoch genauso in Form von Schwellung, Rötung, Überwärmung und Schmerzen wie bei der chronischen Polyarthritis und der Mischkollagenose. Röntgenologisch eindeutige Veränderungen bilden sich auch bei diesen Krankheiten erst nach Monaten aus. Eine Differenzierung im Frühstadium der Erkrankung ist jedoch möglich, wenn andere Diagnosekriterien des SLE bereits vorhanden sind.

Raynaud-Symptomatik

Als erstes Symptom einer rheumatischen Erkrankung findet sich bei vielen Patienten eine schmerzhafte Blau-/Weiß-/Rotfärbung an Fingern und Zehen, insbesondere bei Kälteexposition. Die Ursache für die Schmerzen ist eine vorübergehende Minderdurchblutung der Finger, bedingt durch einen Gefäßspasmus (=Gefäßverkrampfung). Der Fachausdruck hierfür heißt „Raynaud-Symptomatik". Dieses Kriterium allein kann einer rheumatischen Erkrankung um zehn Jahre vorausgehen. Dahinter können sich eine Sklerodermie, eine Mischkollagenose oder ein SLE verbergen. Serologische Untersuchungen und die Kapillarmikroskopie, eine einfache Darstellung der krankheitstypischen Veränderungen der kleinsten Blutgefäße am Nagelfalz, sind hier bei der Diagnosesicherung hilfreich. Bestehen keine Hinweise für eine Systemerkrankung, ist zu diesem Zeitpunkt eine Behandlung durch Kälteschutz (Tragen von Handschuhen, warmen Strümpfen, gefütterten Schuhen) ausreichend. Wenn das Raynaud-Symptom Teil einer Systemerkrankung ist, wird zusätzlich eine adäquate medikamentöse Therapie erforderlich.

Trockene Augen ...

Ein allmähliches Versiegen des Speichelflusses (lateinisch „sicca", trocken) ist vielen SLE-Patienten wohlbekannt. Plötzlich bedarf es zum Schlucken trockener Nahrungsbissen einer vermehrten Flüssigkeitszufuhr. Ein trockener Mund findet sich natürlich auch in Zeiten psychischer Überlastung, bei akuten Streßsituationen (Prüfung, Erschrecken) und bei der Einnahme von Medikamenten gegen Depressionen, jedoch auch bei vielen anderen rheumatischen Erkrankungen, typischerweise auch beim Sjögren-Syndrom, welches durch ein beinahe Versiegen aller exokrinen Drüsen (Tränendrüse, Speicheldrüsen) charakterisiert ist, und bei der Sklerodermie und der Mischkollagenose.
Auch ein Versiegen des Tränenflusses, einhergehend mit häufiger Rötung der Bindehaut und einem Fremdkörpergefühl (wie „Sand in den Augen") in den Augen findet sich sowohl beim SLE als auch bei der Mischkollagenose, dem Sjögren-Syndrom und der Sklerodermie.
Das Behandlungsregime besteht bei allen Erkrankungen gleichermaßen in einem Ersatz der Tränenflüssigkeit durch Augentropfen oder des Speichels durch ungesüßte Flüssigkeit.

Muskelschmerzen Muskelentzündung

Diffuse Muskelschmerzen (wie Muskelkater) bis hin zu Muskelentzündungen (Muskelschwäche) finden sich bei manchen SLE-Patienten, hauptsächlich jedoch bei Patienten mit Mischkollagenosen, primär rheumatischen (Polymyositis, Polymyalgia rheumatica) oder neurologischen Muskelerkrankungen (spinale Muskeldystrophie). Durch eine gründliche rheumatologische und neurologische Untersuchung kann dies erkannt werden. Eine Linderung der Beschwerden und eine Entzündungshemmung wird durch Korticosteroide und andere immunsuppressive Medikamente erreicht.

Hautveränderungen

Neben SLE-typischen Hautveränderungen wie dem Schmetterlingserythem und diskoiden Hautveränderungen, bedingt durch eine Gefäßentzündung (siehe Kapitel 5), gibt es bei Mischkollagenosen und beim SLE Hautveränderungen, wie sie für die Sklerodermie typisch sind. Diese sind charakterisiert durch Ausbildung einer straffen, „zu engen“, verletzlichen Haut, besonders an Fingerspitzen und Zehen, Nase und um den Mund herum, Verkürzung des Zungenbändchens und Verschmälerung der Fingerspitzen (Sklerodaktylie). Besonders auf der Nase und den Wangen, aber auch an anderen Hautabschnitten treten kleine Äderchen zutage (Teleangiektasien). Finden sich zusätzlich noch kleine Kalkknötchen unter der Haut über den Gelenken, eine Raynaud-Symptomatik und eine gestörte Beweglichkeit der Speiseröhre, einhergehend mit Schluckstörungen, liegt ein CREST-Syndrom vor. Eine lokale Hautfettung und Ergreifen von Schutzmaßnahmen gegenüber kleinen Hautverletzungen gelten als wertvolle unterstützende Maßnahmen. Entscheidend ist jedoch die medikamentöse Behandlung der Grunderkrankung.

Lungenbeteiligung

Bei der Mischkollagenose, bei der Sklerodermie und beim SLE findet sich häufig auch eine Beteiligung der Lungen, die sich für den Patienten meist erst spät durch Kurzatmigkeit bei körperlicher Belastung bemerkbar macht (siehe auch Kapitel 8). Jeder Patient mit einer Autoimmunerkrankung sollte deshalb regelmäßig seine Lungenfunktion kontrollieren lassen. Behandlungen der Lungenbeteiligung bei Mischkollagenosen, Sklerodermie oder SLE sind gleichermaßen immunsuppressive Medikamente wie z.B. Azathioprin und/oder Korticosteroide.

Zusammenfassung

Der Begriff Mischkollagenose umfaßt eine Reihe von Erkrankungen, die überlappend Symptome des SLE und anderer rheumatischer Erkrankungen aufweisen. Da die Mischkollagenose wie der SLE in den meisten Fällen mit Gelenkschmerzen und auch einer Raynaud-Symptomatik einhergeht, kann zwischen beiden Erkrankungen am Anfang oft nicht unterschieden werden. Über Jahre betrachtet fand man bei den Patienten mit Mischkollagenose Organbeteiligungen weniger häufig als bei SLE-Patienten. Die Behandlung beider Krankheitsbilder wird individuell dem Beschwerdebild des Patienten und den über ihn erhobenen Befunden angepaßt. Aufgrund der meist fehlenden Beteiligung mehrerer Organsysteme ist die Mischkollagenose im Krankheitsverlauf leichter. Jedoch ist auch hier wie bei allen anderen Erkrankungen eine enge Zusammenarbeit zwischen Patient und Arzt Voraussetzung für eine optimale Behandlung.
Die Begriffe „SLE", „Mischkollagenose", andere rheumatische Erkrankung wie z.B. „Sjögren-Syndrom" stellen „Diagnoseschubladen" dar. In jeder dieser Schubladen finden sich neben klinischen Symptomen auch – teilweise überlappend – Autoantikörper (bei der Mischkollagenose sind es unter anderem nRNP-Antikörper). Die Übergänge zwischen den Diagnosen sind fließend und die Behandlung des einzelnen Patienten ist jeweils **individuell** festzulegen und nicht abhängig von dem ihm gegebenen Krankheitsnamen.

Kapitel 20

Möglicherweise krankheits- und schubauslösende Medikamente

Die in der folgenden Tabelle aufgelisteten Medikamente können bei einem LE-Patienten möglicherweise einen Schub auslösen, sie müssen es aber nicht! (siehe Kapitel 15).
Wenn keine anderen Medikamente zur Behandlung zur Verfügung stehen, kann man auch die hier aufgelisteten Medikamente einsetzen.
Auch andere Medikamente, die hier nicht aufgelistet sind, können in seltenen Fällen einmal einen Schub auslösen. Man sollte daher vor allem solche Medikamente einnehmen, die man schon einmal gut vertragen hat.

Herzmedikamente und blutdrucksenkende Mittel:

Acebutolol	*Neptal®, Prent®*
Atenolol	*Atenolol®, Tenormin®*
Captopril	*Lopirin®, Tensobon®*
Hydralazin	*Treloc®, Docidrazin®*
Methyldopa	*Methyldopa®, Presinol®*
Metoprolol	*Beloc®, Lopresor®, Prelis®*
Oxprenolol	*Trasicor®*
Procainamid	*Procainamid Duriles®, Aldometil®*

Antibiotika

Griseofulvin	*Fulcin®, Likuden®, Polygris®*
Lithium	*Hypnorex®, Lithium-Quilonum®*
Nitrofurantoin	*Cystit®, Furadantin®, Urolong®, Uro-Tablinin®*
Penicilline	
Sulfonamide	*Bactrim®, Cotrim®, Eusaprim®, Kepinol®*

Tuberkulose-Medikamente

Isoniazid	*INH®, Isozid®*

Rheuma-Medikamente

Penicillamin	*Trolovol®*, *Metalcaptase®*
Goldsalze	*Aureotan®*, *Aurodetoxin®*, *Tauredon®*

Antiepileptika

Ethosuximide	*Petnidan®*, *Pyknolepsinum®*, *Suxinutin®*
Phenytoin	*Epanutin®*, *Phenhydan®*, *Zentropil®*

Schilddrüsen-Medikamente

Methimazol	*Favistan®*, *Thiamazol®*
Propylthiouracil	*Propycil®*, *Thyreostat®*

Östrogene („Pille“)